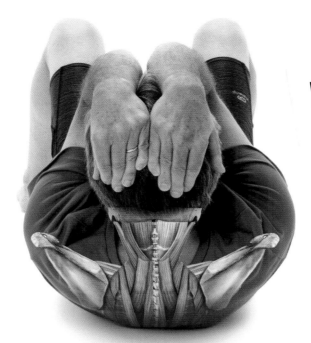

U0024751

5大部位 × 90個伸展運動和變化版

年長者的肌筋膜
伸展運動圖解全書

45支專業影片輔助，
提升學習效果

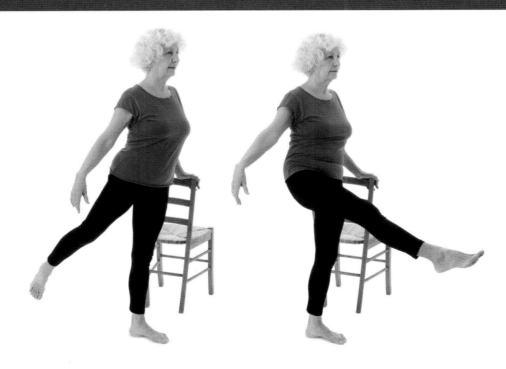

Magic047

年長者的肌筋膜伸展運動圖解全書

5大部位×90個伸展運動和變化版，
45支專業影片輔助，提升學習效果

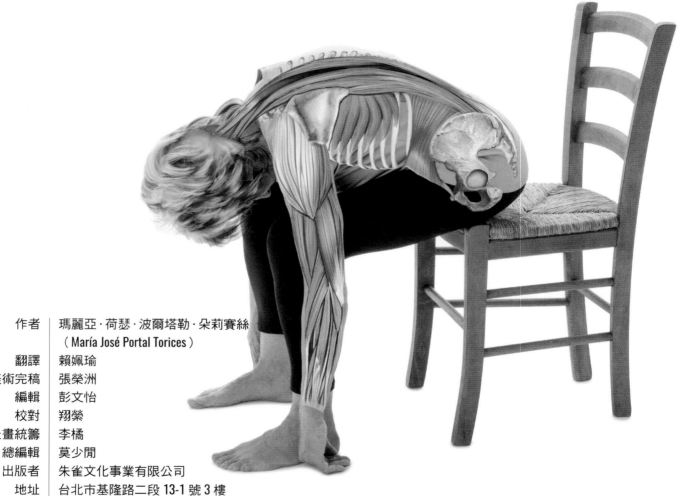

作者	瑪麗亞·荷瑟·波爾塔勒·朵莉賽絲（María José Portal Torices）
翻譯	賴姵瑜
美術完稿	張榮洲
編輯	彭文怡
校對	翔榮
企畫統籌	李橘
總編輯	莫少閒
出版者	朱雀文化事業有限公司
地址	台北市基隆路二段 13-1 號 3 樓
電話	02-2345-3868
傳真	02-2345-3828
劃撥帳號	19234566 朱雀文化事業有限公司
e-mail	redbook@hibox.biz
網址	http://redbook.com.tw
總經銷	大和書報圖書股份有限公司（02）8990-2588
ISBN	978-986-99061-3-5
CIP	411.71
初版一刷	2020.12
定價	399 元
出版登記	北市業字第 1403 號

ANATOMÍA & ESTIRAMIENTOS PARA LA TERCERA EDAD

© Copyright 2019 Editorial Paidotribo—World Rights

Published by Editorial Paidotribo, Badalona, Spain

TEXT: María José Portal Torices

ILLUSTRATIONS: Myriam Ferrón

PHOTOGRAPHIES: Nos & Soto

前言／
保持肌筋膜的彈性，延緩退化

隨著歲月流逝，身體漸漸出現惡化的跡象，如果再加上久坐不動、姿勢不良、體力消耗過度，或是工作時某些身體部位長期保持不動，身體的衰老會更顯著。

人自35歲～40歲起，肌肉和關節開始失去原有的柔韌，變得愈來愈僵硬，而且耐受力降低，身體動作受到限制，導致肌肉緊繃、不適、疼痛等身體損耗的初始症狀一一出現。

本書第一部分說明在進行伸展運動時，維持良好姿勢和適當呼吸的重要性，並且細述伸展運動的類型、階段，以及各種不同的解剖動作。這部分還包括一個單元示範與描述各種起始姿勢，對於落實正確運動非常基本且重要。

第二部分的內容最廣泛，根據伸展運動所要伸展的主要身體部位，分成多個單元：頸部、上肢、軀幹、髖部和下肢（雖然髖部屬於下肢的一部分，但考慮到它的重要性和複雜度，因此另成一個單元）。上述這樣的區分，並不是要將伸展運動限縮到區域部位，而是因為身體是相互連動的整體，從頭到腳伸展所有部位才是基本期望的。

本書最後一部分收錄的內容是和健康習慣有關，只有保持各方面良好的生活習慣，維持健康，再搭配伸展運動，才能全面促進身心健康，使生活更加充實、愉快。

瑪麗亞・荷瑟・波爾塔勒・朵莉賽絲
（María José Portal Torices）

西班牙瑜伽師協會
（Asociación Española de Practicantes de Yoga）瑜伽老師

瑜伽歐盟會（Unión Europea de Yoga）會員

巴塞隆納自治大學護理專業文憑

巴塞隆納自治大學自然療法學士後學程

巴塞隆納大學人類學學士

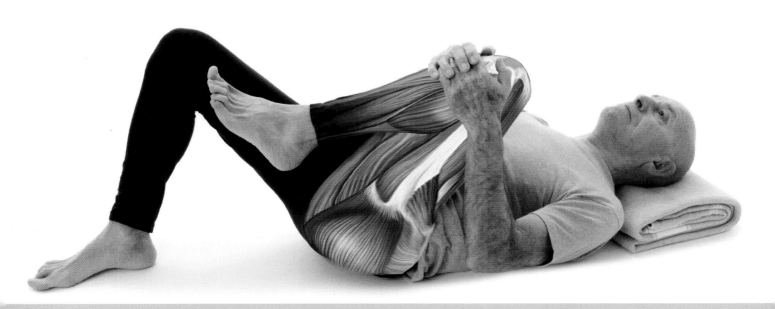

目錄

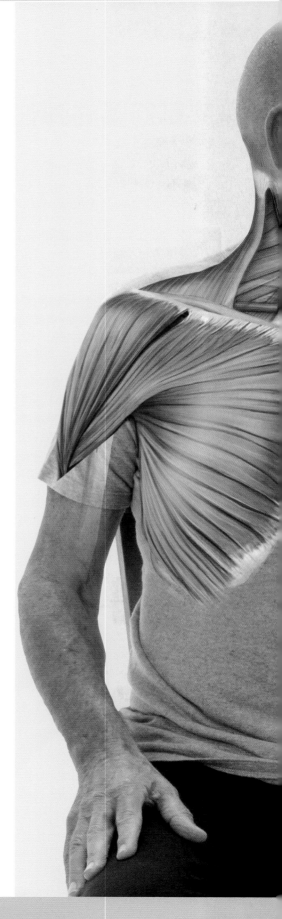

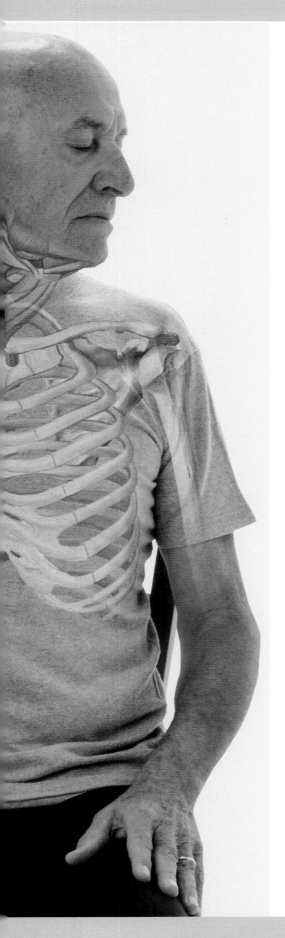

本書使用說明

伸展運動實作

提醒與建議　伸展運動名稱　起始姿勢　實作技巧　實作姿勢　連續動作　效益與注意事項

軀幹動態伸展運動 — 屈曲與伸張（坐椅式）

起始姿勢

◆ 坐在椅子邊緣，背部直立，骨盆稍微後傾，找到坐骨的支撐。

◆ 頭部直立，與軀幹成一直線，下巴稍微內縮。

◆ 雙腳朝前，相互平行，與髖部方向一致。

◆ 雙手放在雙腿上。

◆ 下頜處於放鬆狀態。

技巧

◆ 把手放在膝蓋上，手指朝內，雙臂在手肘處彎曲。

◆ 先吸氣，然後一邊呼氣，一邊彎曲背部，同時頭部下垂，下巴移向胸部。

◆ 收縮腹部，拱起背部，完成骨盆後傾動作。

◆ 吸氣時，開始做骨盆前傾動作，同時背部凹下、頭部抬起，但下巴無需抬高。

◆ 一邊吸氣、一邊彎曲背部，重複整個過程6～10次。

連續動作

下巴貼到胸部。

腹部收縮。

前鋸肌　三角肌　髂肋肌　最長肌　棘肌　腹橫肌

效益

◆ 緩解背部和頸部不適與疼痛。

◆ 增強脊柱和骨盆的柔軟度。

◆ 改善與調節消化機能。

頭微微抬起

棘肌　最長肌　髂肋肌　腰方肌　腹橫肌

注意事項

◆ 如果腰部感到不適，伸張時應動作輕柔，且控制好前傾動作。

◀◀◀◀◀ 軀幹動態伸展運動 — 屈曲與伸張（地板式）　　軀幹動態伸展運動 — 旋轉與側向傾身 ▶▶▶▶▶

前頁主題　圖繪肌肉　作用肌肉　後頁主題

肌肉辨識

主要起始姿勢的說明詳見P.16和P.17

可見肌肉

隱藏肌肉

有此標誌的伸展運動，可觀賞教學示範影片。

1　2　3　4

如何取得教學示範影片

這本書除了紙本出版內容之外，另外搭配 45 支教學示範影片，讓讀者更容易相互搭配閱讀與實際伸展，使本書成為相關主題的最完整書籍。

使用網頁

連至網頁：**http://www.books2ar.net/pte/tw**，刮開框內膜，輸入框內密碼，完成免費註冊：

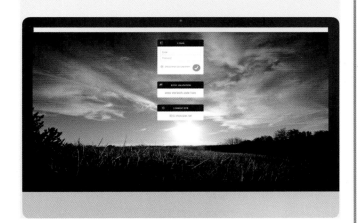

3步驟輕鬆觀賞影片

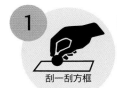
刮一刮方框

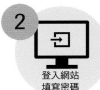
登入網站
填寫密碼

完成註冊

使用擴增實境 （AR）

1. 透過以下方式免費下載 AR 應用程式：

   ◆**http://www.books2ar.net/pte/tw**

   ◆掃描以下 QR 碼：

IOS 的 QR 碼

Android 的 QR 碼

   ◆在 Android 或 iOS 行動裝置的官方應用程式商店尋找「**Anatomy & Stretching for Seniors AR** 」。

2. 用應用程式掃描出現右邊標誌的頁面中的示範者的身體：

3. 觀賞教學示範影片。

3步驟輕鬆觀賞影片

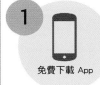
免費下載 App

掃描出現的
標誌圖案

觀賞教學
示範影片

內含教學示範影片

所有出現標誌的頁面，皆可取得教學示範影片。

應用程式必須與網路連結，才能取得多媒體內容。

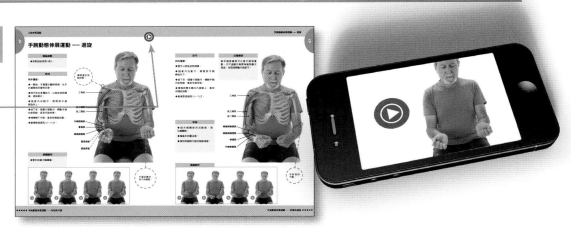

解剖圖譜 —— 骨骼

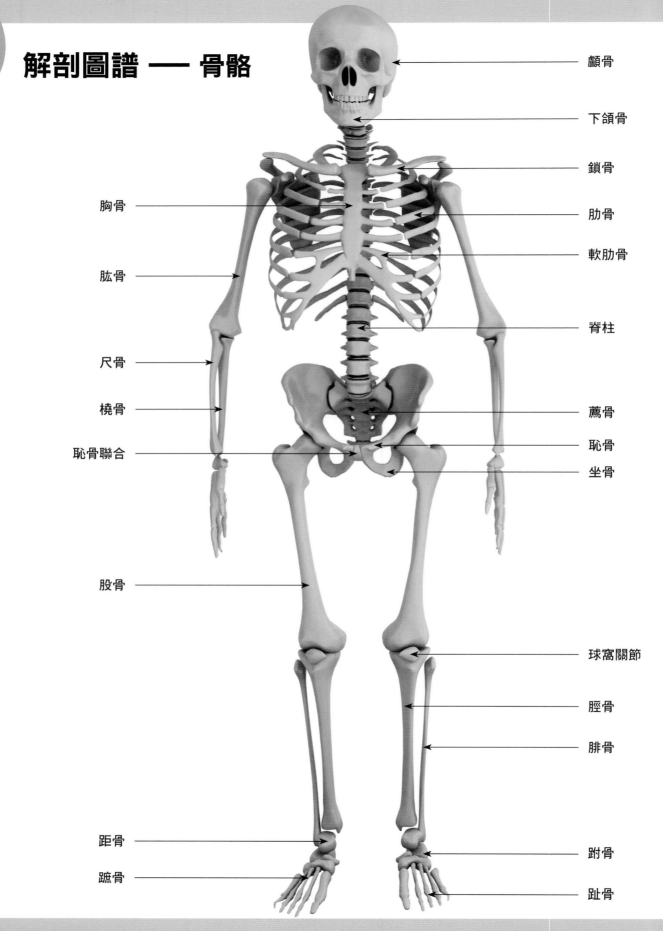

顱骨

下頜骨

鎖骨

胸骨

肋骨

軟肋骨

肱骨

脊柱

尺骨

橈骨

薦骨

恥骨

恥骨聯合

坐骨

股骨

球窩關節

脛骨

腓骨

距骨

跗骨

蹠骨

趾骨

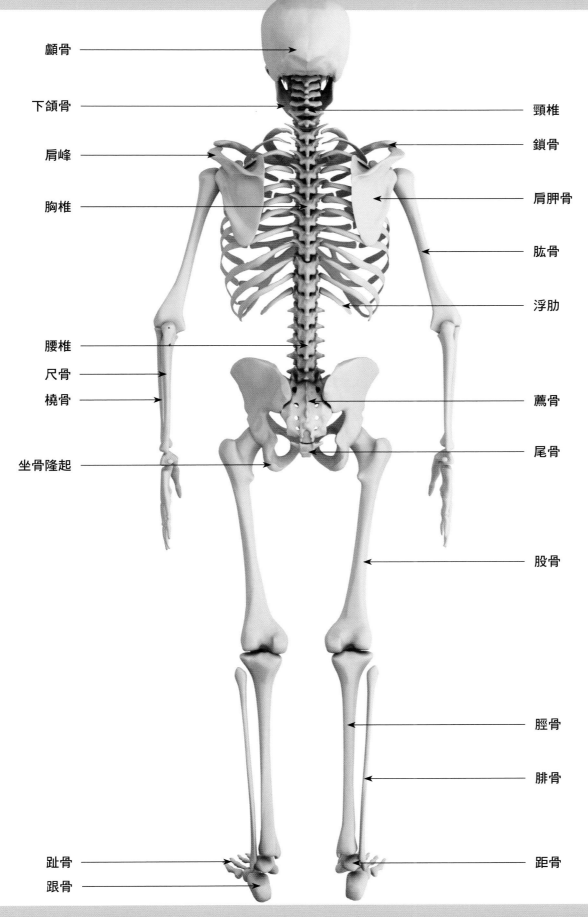

顱骨

下頜骨

肩峰

胸椎

腰椎

尺骨

橈骨

坐骨隆起

趾骨

跟骨

頸椎

鎖骨

肩胛骨

肱骨

浮肋

薦骨

尾骨

股骨

脛骨

腓骨

距骨

解剖圖譜 —— 肌肉

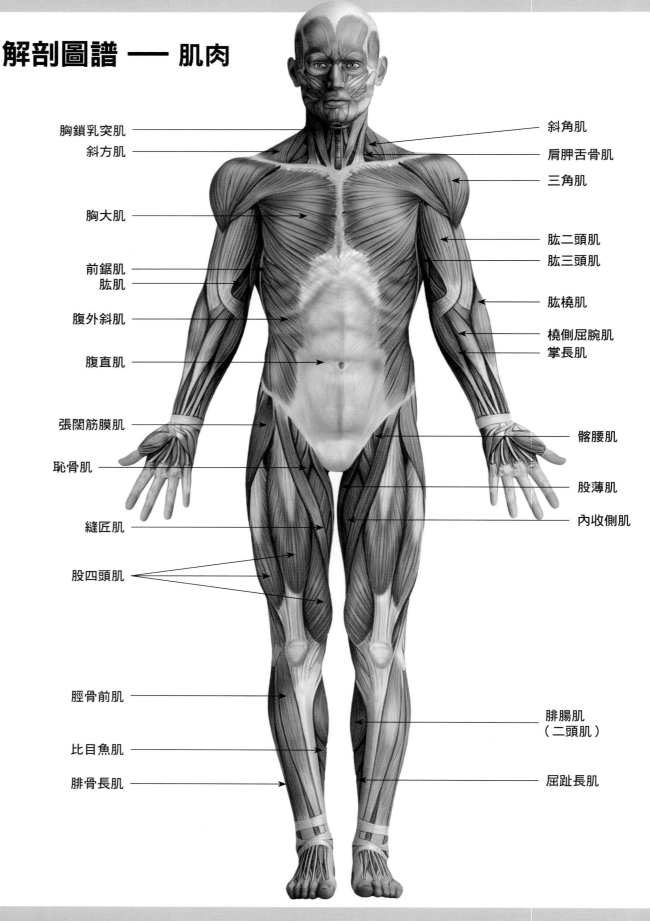

胸鎖乳突肌

斜方肌

胸大肌

前鋸肌

肱肌

腹外斜肌

腹直肌

張闊筋膜肌

恥骨肌

縫匠肌

股四頭肌

脛骨前肌

比目魚肌

腓骨長肌

斜角肌

肩胛舌骨肌

三角肌

肱二頭肌

肱三頭肌

肱橈肌

橈側屈腕肌

掌長肌

髂腰肌

股薄肌

內收側肌

腓腸肌
（二頭肌）

屈趾長肌

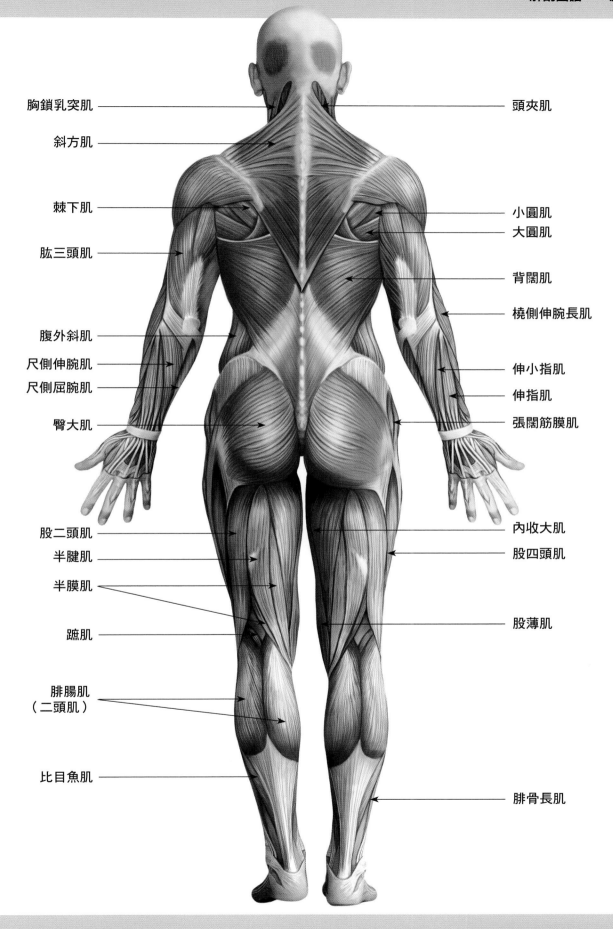

胸鎖乳突肌

斜方肌

棘下肌

肱三頭肌

腹外斜肌

尺側伸腕肌

尺側屈腕肌

臀大肌

股二頭肌

半腱肌

半膜肌

蹠肌

腓腸肌
（二頭肌）

比目魚肌

頭夾肌

小圓肌

大圓肌

背闊肌

橈側伸腕長肌

伸小指肌

伸指肌

張闊筋膜肌

內收大肌

股四頭肌

股薄肌

腓骨長肌

解剖活動面與身體動作

●解剖姿勢 （anatomical position）

一般描述人體的空間參照、軸線與活動面時，均採用基本解剖姿勢。解剖姿勢指的是身體呈現站姿，兩腳分開，面向前方，頭部挺直，雙臂展開垂放於身體兩側，手掌張開且掌心向前。

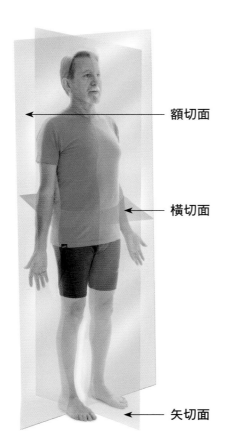

額切面

橫切面

矢切面

●認識活動面（planes）

人體是立體的三度空間，可以切分為三大活動面（額切面、矢切面和橫切面），用以確定不同身體結構的位置，以及描述所能進行的各種身體動作。

1.額切面（frontal plane）：
將身體分成兩區塊，即前側或腹側，以及後側或背側。

2.矢切面（sagittal plane）：
將身體分成對稱的兩半，即右側與左側。

3.橫切面（transverse plane）：
將身體分成兩部分，即上側與下側。

●解剖身體動作
（anatomical movements）

各種身體動作皆可依三大活動面來分類。

1.額切面
正面可見的身體動作，皆在此一活動面進行：

外展（abduction）：
單肢遠離身體的中線，拉大兩者之間的角度。

內收（adduction）：
單肢靠近身體的中線，縮小兩者之間的角度。

側向傾身（lateral tilt）：
頭部和頸部或軀幹滑向左側或右側。

聳肩放下（raising and lowering）：
聳肩時肩膀向上提，放下時肩膀向下沉。勿在中立姿勢時將肩膀放下。

2.矢切面
側面可見的身體動作，皆在此一活動面進行：

屈曲（flexion）：
將身體一部分挪往解剖姿勢的前側。

伸張（extension）：
將身體一部分挪往解剖姿勢的後側。

肩前推（antepulsion）：
將肩膀往前挪的肩部屈曲動作。

肩後推（retropulsion）：
將肩膀往後挪的肩部伸張動作。

背屈（dorsiflexion）：
將足尖往上抬，即足踝屈曲動作。

蹠屈（plantar flexion）：
將足尖往下壓，即足踝伸張動作。

骨盆前傾（pelvic anteversion）：
骨盆向前推轉，加強脊柱前凸。

骨盆後傾（pelvic retroversion）：
骨盆向後推轉，消除脊柱前凸。

額切面的身體動作

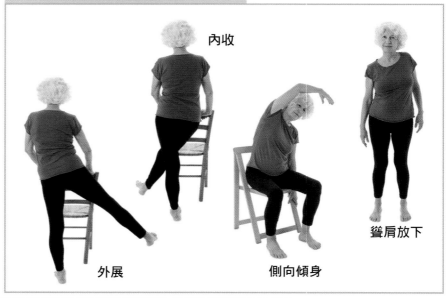

內收

外展

側向傾身

聳肩放下

矢切面的身體動作

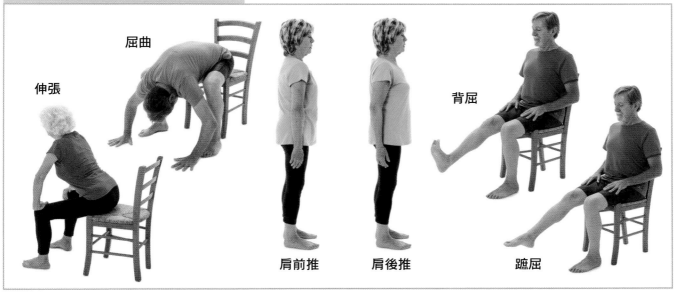

屈曲

伸張

背屈

肩前推　　肩後推　　蹺屈

3.橫切面

此一活動面的身體動作,最容易從上方或下方覺察,身體動作如下:

外旋(external rotation):
身體一部分繞軸旋轉,移向外側。
內旋(internal rotation):
身體一部分繞軸旋轉,移向內側。

旋前(pronation):
前臂向內旋轉,手掌朝下、手背朝上時,即完成內旋動作。
旋後(supination):
前臂向外旋轉,手掌朝上、手背朝下時,即完成外旋動作。

4.額切面暨矢切面

迴旋(circumduction):
身體一部分的環狀繞圈動作,結合屈曲、伸張、外展和內收動作。

橫切面的身體動作

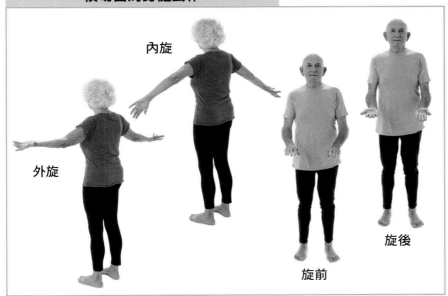

內旋

外旋

旋前　　旋後

額切面暨矢切面的身體動作

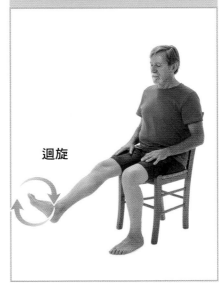

迴旋

適當身體姿勢的重要性

　　人們隨著時間，經常養成不正確的身體姿勢，不僅使人外觀更顯衰老，還會減少動作與活動能力。不良姿勢可能發生在兒童時期，從兒童開始久坐，減少花在運動的時間起，從此身體開始傾斜、背部彎曲、胸部凹陷、頭部前移等。這些變化都可能產生後續影響，例如肺活量下降、消化過程變慢、部分椎間盤和神經受到壓迫、出現初期不適與疼痛等等。

●脊柱

　　脊柱是身體姿勢的關鍵要素，具有兩項重要功能：一方面，它有支撐作用；另一方面，它能夠保護脊髓。脊柱從顱骨伸展到骨盆，由33節脊椎骨組成，細分為4個區域：頸椎7節、胸椎12節、腰椎5節，以及薦尾椎的薦椎5節和尾椎4節。脊椎骨之間由椎間盤分隔，唯有融合一體的薦尾椎例外。椎間盤是連結脊椎骨的墊片，讓脊椎骨能做微幅動作，並且具有緩衝的功能。脊椎骨還有一些骨質突起，叫做棘突，有保護骨髓和嵌入重要肌肉的作用。

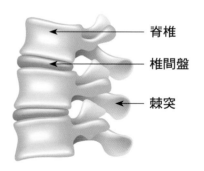

脊椎
椎間盤
棘突

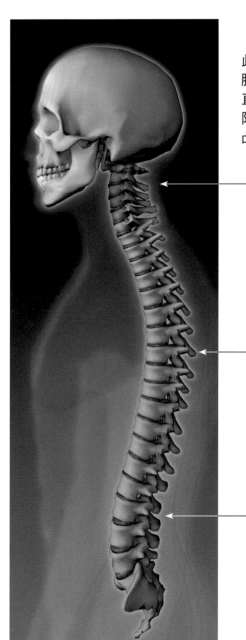

　　脊柱呈現三道自然弧線，因此，背部得以觀察到頸椎前凸、腰椎前凸和胸椎後凸，並非完全直立。這些彎曲度無需減少或消除，除非出現有害的脊柱過度前凸，或是過度後凸的情形。

頸椎前凸

胸椎後凸

腰椎前凸

●背部正確擺位

身體擁有自己的重心，這有助於維持良好的平衡。對大多數人來說，為了恢復正確的自然姿勢，姿勢再訓練是必要的。身體擺置適當時，各個不同部分會與重心對齊。首先，必須通過自我觀察來了解自己的身體姿勢。不過，藉由他人協助也能獲得助益，從外人視線指出所見，再進一步矯正。

●骨盆

骨盆由髖骨、薦骨和尾骨構成，一側與脊柱相連，另一側與下肢相連。它在適當姿勢擺位方面扮演基礎角色，必須置中且稍微後傾。

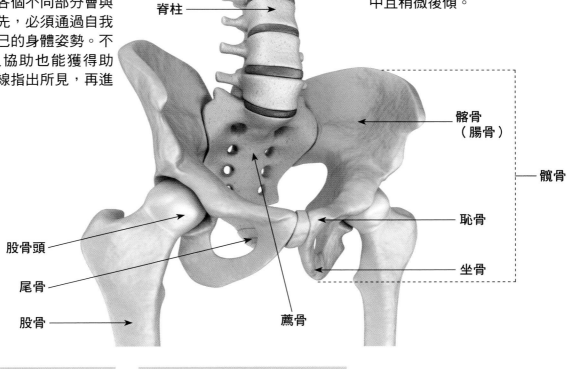

脊柱

髂骨（腸骨）

髖骨

恥骨

坐骨

股骨頭

尾骨

股骨

薦骨

正確姿勢	錯誤姿勢

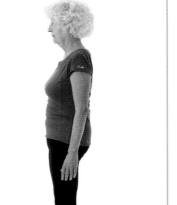

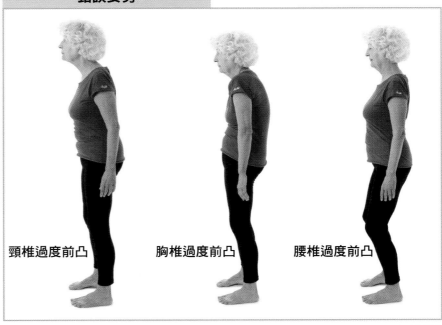

頸椎過度前凸　　胸椎過度前凸　　腰椎過度前凸

伸展運動的起始姿勢

不僅站立時要採用適當身體姿勢，坐著和臥躺時也相同。進行伸展運動時，為了使行動有效且避免可能的傷害，正確的起始姿勢十分重要。

1.站立式伸展運動的起始姿勢

◆頭部是確保身體擺正的重要部位。一開始先注意姿勢，頭部必須保持置中，避免向前、向後或倒向任一側，下巴總是稍微內縮。口微開，下頜放鬆，同時放鬆頸部和臉。

◆接下來，注意雙腳如何擺放。雙腳分開與髖部同寬，相互平行，朝向前方。

◆再來是注意骨盆，這是連結上半身和下半身最重要的部位。骨盆置中，稍微後傾，與髖骨對齊，膝蓋略微彎曲。

◆最後，雙臂放鬆垂落身體兩側，兩手貼近腿部中線，與肩膀對齊。

3. 仰臥式伸展運動的起始姿勢

◆仰臥躺在地板的睡墊、瑜伽墊或毯子上，伸展身體。如果有需要，可將枕頭或支撐物放在頭部下方。

◆彎曲雙腿膝蓋，有助於腰部在地板上的支撐與休息。

◆雙腳和膝蓋分開與髖部同寬，保持雙腳朝前，相互平行。

◆雙臂放兩側休息。

◆下巴稍微內縮，同時下頜放鬆，口微開。

2.坐椅式伸展運動的起始姿勢

◆坐在椅子上，背部直立，靠在椅背上，骨盆稍微後傾，找到坐骨的支撐。

◆頭部直立，與軀幹對齊，下巴略為內縮。

◆雙腳朝前，相互平行且稍微分開，如果腳不及地，建議在腳的下方放置堅實的坐墊。

◆雙手放在大腿上。

◆口微開，下頜放鬆。

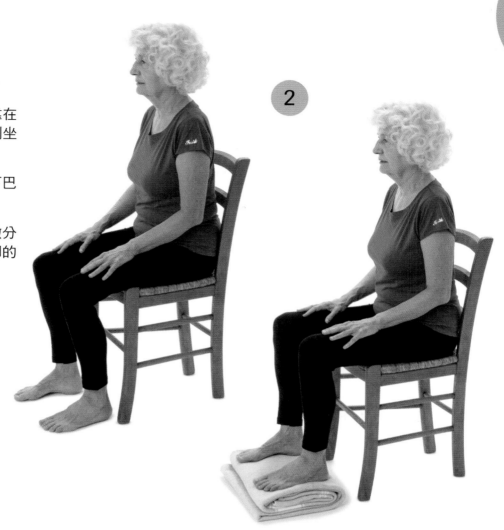

4.側臥式伸展運動的起始姿勢

◆向左側臥躺在地板的睡墊、瑜伽墊或毯子上，伸展身體。將支撐物放在頭部下方，稍微收縮下巴，下頜放鬆。

◆彎曲雙腿膝蓋，將一隻腳放在另一隻腳上。

◆右手倚在胸前地面。

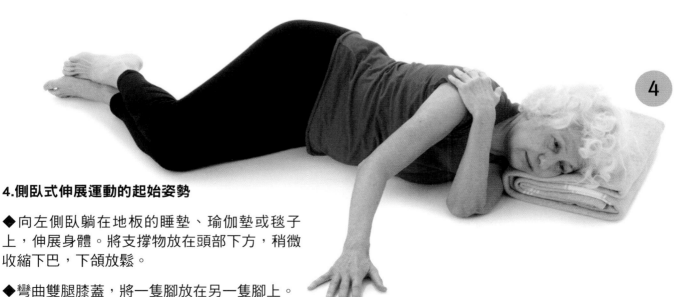

伸展運動

　　如果身體具備良好的柔軟度，不僅身體活動自如，在採取彎曲或不同姿勢時，無需費力且不容易受傷。

　　伸展運動是身體任何部位都能進行的運動，有助於增進部位的柔軟度。而柔軟度取決於多項因素：主要是肌肉的彈性、伸展力、收縮力，以及關節能夠動作的程度。肌肉通過肌腱與骨頭相連接，除了自身肌肉組織之外，肌肉還被包覆在稱為筋膜的結締組織纖維膜中。筋膜是一種鞘套，對於伸展運動來說至關重要，也是首先伸展的部分。

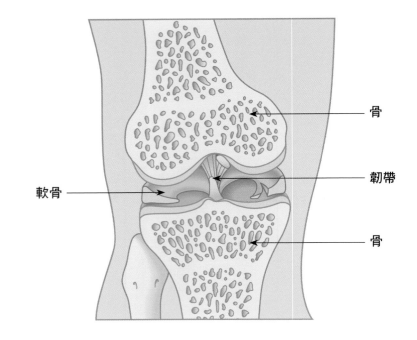

骨

韌帶

軟骨

骨

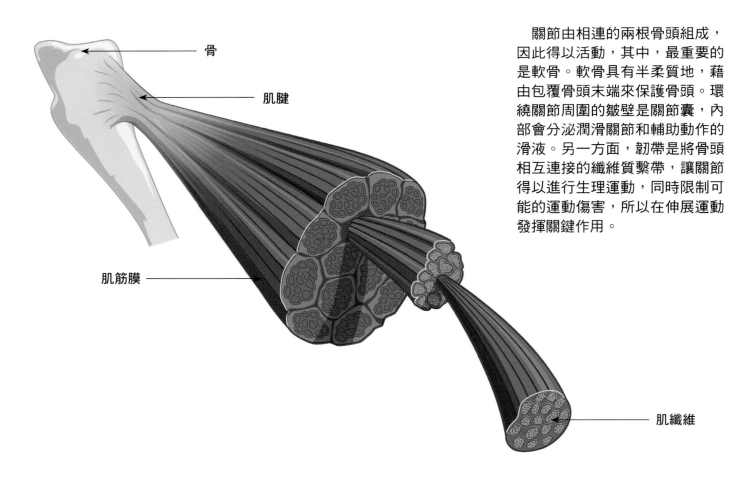

骨

肌腱

肌筋膜

肌纖維

　　關節由相連的兩根骨頭組成，因此得以活動，其中，最重要的是軟骨。軟骨具有半柔質地，藉由包覆骨頭末端來保護骨頭。環繞關節周圍的皺壁是關節囊，內部會分泌潤滑關節和輔助動作的滑液。另一方面，韌帶是將骨頭相互連接的纖維質繫帶，讓關節得以進行生理運動，同時限制可能的運動傷害，所以在伸展運動發揮關鍵作用。

●如何進行伸展運動

伸展運動應以溫和緩慢的方式進行，請謹記，伸展超過自己的極限時，可能導致傷害。

聆聽身體伸展時發出的訊號非常重要。伸展時應不會感到疼痛，如果出現疼痛的情形，就意味著動作有地方沒做好，或者個人有伸展運動相關的問題，必須用更溫和的方式進行伸展運動，並且適用動作的變化調整版。

對於身體和自己的呼吸有意識非常重要，因為這有助於伸展運動發揮效果。

所有伸展運動皆有其過程：開始、發展和完成；重要的是，別跳過這三個階段的任何一個，還有注意持續動作的時間，以及重複練習的次數。

建議可先進行動態伸展運動，使身體放鬆、做好準備，然後再進行靜態伸展運動。

準備物品

◆舒適的衣物、寬鬆襪子（建議赤腳）。

◆睡墊、毯子或隔熱墊（必須表面硬挺）。

◆坐墊或枕頭。

◆附低椅背的穩固椅子。

正面效果

◆增進柔軟度和活動度。

◆減少肌肉的不適和疼痛。

◆滋養肌肉、關節和組織。

◆促進血液循環。

◆擴展肺活量。

◆改善腸道食物停留，以及促進排泄。

◆使神經系統放鬆。

◆改善精神狀態。

◆增添活力，帶來更好的生活品質。

伸展運動帶來許多好處，可增進柔軟度和身心健康。

伸展運動的類型

本書要介紹兩類適合年長者的伸展運動：動態伸展運動、靜態伸展運動。

以下各單元會分別討論身體不同部位的伸展運動，首先示範動態伸展運動，然後再示範靜態伸展運動，這樣排序是考量到前者可以當作後者的暖身。

一開始伸展的是上肢，然後依序為軀幹、髖部和下肢。四肢伸展運動最後以手／腳、手指／腳趾運動結尾。

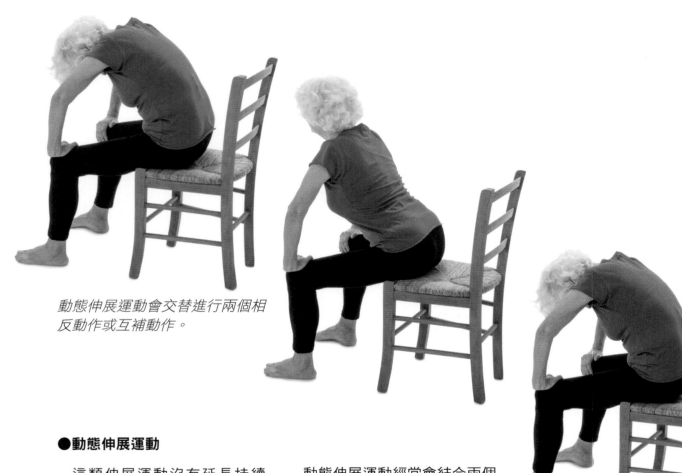

動態伸展運動會交替進行兩個相反動作或互補動作。

●動態伸展運動

這類伸展運動沒有延長持續動作的階段，但不同於其他以速度為特色的運動，這裡建議的運動皆以溫和、緩慢且連續的方式進行。儘管具連續性，一個一個動作之間總是會有短暫停頓，讓伸展運動能以平靜而有意識的方式進行，同時增進與呼吸的連結。

動態伸展運動經常會結合兩個相反動作，也就是兩個不同的伸展動作重複交替進行。

這些運動很容易進行，無需費力，它們可以為身體暖身、使身體放鬆，進而為更複雜、需要持續動作的伸展運動做準備。

●靜態伸展運動

與動態伸展運動一樣,靜態伸展運動的過程分成三個階段:開始、持續和完成。其中,重要的是持續階段。在這個階段,一個姿勢須持續一段特定時間,時間長短視伸展運動的強度而定,從幾秒鐘到半分鐘不等。第一和最後階段則是產生動作的部分,皆以緩慢溫和的方式進行。

伸展運動從休息狀態開始進行,身體並不會緊繃。放鬆,能有助於肌肉在不知不覺中舒服地伸展。

建議再重複完整的伸展運動3次,不過,重複次數可視個人程度和狀態而定。

這裡要記得,伸展運動在肌肉伸張時,拮抗肌同時也會收縮。

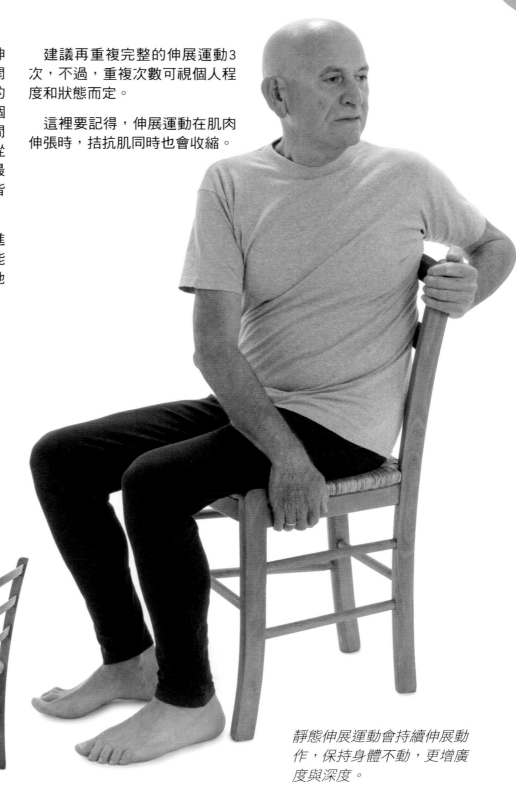

靜態伸展運動會持續伸展動作,保持身體不動,更增廣度與深度。

伸展運動的呼吸

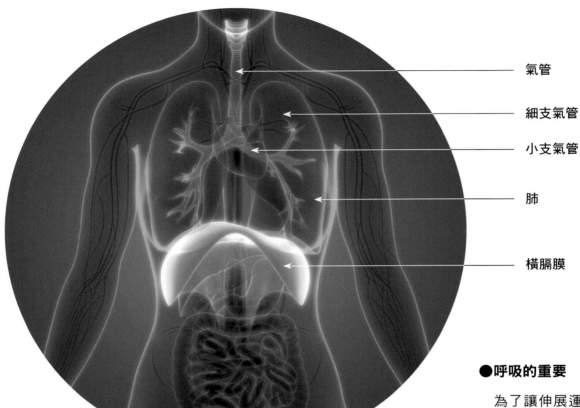

氣管

細支氣管

小支氣管

肺

橫膈膜

●呼吸機制

人體呼吸是不隨意的過程，它分成兩階段：

1.吸氣：空氣進入肺部，吸入氧氣時。

2.呼氣：空氣離開肺部，呼出二氧化碳時。

空氣通過呼吸道進入我們的身體，首先通過鼻腔，接著是咽、喉、氣管、小支氣管，直到肺部。

●橫膈膜

橫膈膜是分隔胸腔和腹部內在器官的圓頂狀大型肌肉，同時有支撐肺部和保護消化臟器的作用。氧氣的量端看吸氣的持久度，而吸氣的持久度主要取決於肺活量和橫膈膜的位置，因此，橫膈膜成為呼吸的關鍵要素。

●呼吸的重要

為了讓伸展運動有效且高效，注意自身呼吸格外重要。急促喘息的呼吸會使肌肉緊繃、關節阻塞，導致身體僵硬，阻礙其伸展能力。緩慢深沉的呼吸可使身體放鬆、讓人輕鬆，隨著肌肉放鬆，伸展運動能夠做得更好。採取的身體姿勢會影響放鬆程度，挺直擺正的身體有助於橫膈膜的正確擺位，從而改善肺活量。

進行伸展運動時，務必全程注意呼吸。根據正在做的動作類型，採取適當的呼吸階段。例如：軀幹彎曲時適合緩慢長呼，因為胸部收縮時更容易呼出空氣。反之，軀幹伸張時適合吸氣，因為胸部擴展時更容易吸入空氣。能與呼吸協調的身體動作，更有助於伸展運動。至於其他動作，特別是不涉及軀幹的動作，以緩慢而有韻律的方式呼吸即可。

●橫膈膜呼吸

橫膈膜呼吸又叫腹式呼吸，被認為是最自然、最適當的呼吸方式。原因在於，它讓橫膈膜得以毫無障礙、完全參與整個呼吸過程。橫膈膜呼吸期間，橫膈膜是負責呼吸的主要肌肉，注意力集中在腹部運動，但也不忘注意胸腔的擴展和收縮。

橫膈膜的動作，人們以為是由腹部帶動，因此而有腹式呼吸之名。正常淺呼吸時，腹部動作非常不明顯。進行深沉充分的呼吸時，則可以清楚觀察到腹部的擴張和收縮。有時，大家容易犯一個錯，就是利用外推和內縮腹部肌肉，試圖建立同等的腹部律動。但結果極為失敗，唯一做到的只是進一步阻礙呼吸。同樣地，如果試圖進行橫膈膜呼吸，卻只動腹部，也只會阻礙呼吸過程。這是另一個誤會，其實，腹部動作與胸腔動作互相連結，橫膈膜呼吸時，肺部也會擴展和收縮。

●橫膈膜呼吸的階段

吸氣時，橫膈膜收縮下沉，使腹部內在臟器移位，腹部慢慢擴張，同時胸部擴展，空氣進入肺部。橫膈膜此時的位置，讓肺部有更多的擴展空間。

呼氣時，橫膈膜放鬆上升，肺部收縮，空氣排出，腹部向內縮。

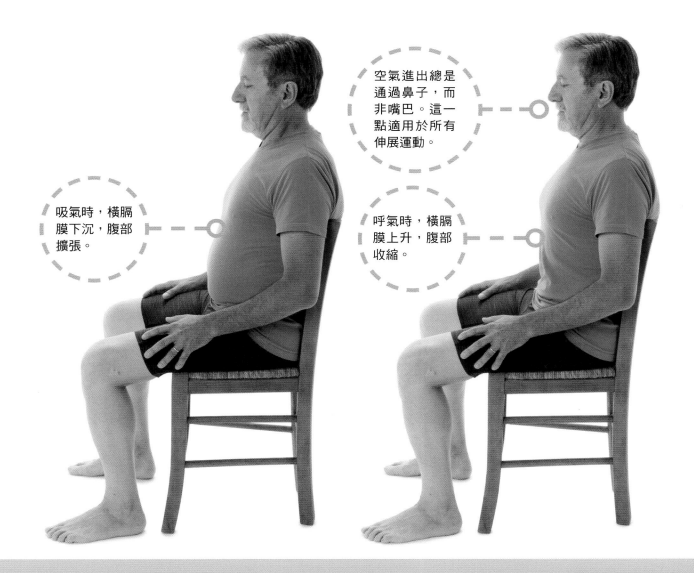

吸氣時，橫膈膜下沉，腹部擴張。

空氣進出總是通過鼻子，而非嘴巴。這一點適用於所有伸展運動。

呼氣時，橫膈膜上升，腹部收縮。

伸展運動的階段

伸展運動以緩慢漸進的方式進行，需要經過開始、發展和完成三個階段：

1.開始（第一階段）

伸展運動開始之前，最好花一些時間調整自己的起始姿勢，正確的姿勢有益身體且有助運動練習。注意呼吸，有意識地進行橫膈膜呼吸，讓自己回復平靜。

開始慢慢進行導向下一階段的動作；在下一階段，動態伸展運動將持續伸展動作短短幾秒鐘，靜態伸展運動則持續較長時間。如果有呼吸階段的指示，請按照指示吸氣或呼氣。

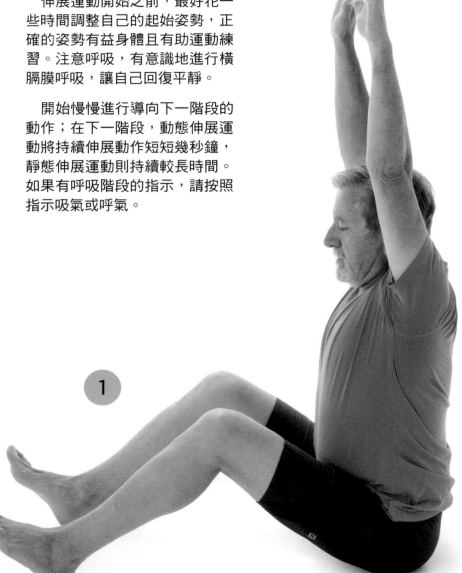

1

2.發展（第二階段）

發展階段對應的是持續伸展動作，對於靜態伸展運動特別重要。持續伸展動作期間，請注意呼吸，以自然而平靜的方式吸氣和呼氣，無需刻意介入。這樣能夠幫助身體放鬆，同時在伸展過程中保持身體的鎮定。

持續伸展動作的時間，從幾秒鐘到半分鐘或以上不等。在動態伸展運動中，持續的時間非常短暫；靜態伸展運動則會持續一段時間，可以說是真正的伸展運動。

進行靜態伸展運動時，一開始通常建議默數伸展動作持續的秒數，懂得估算時間之後，漸漸就不需要這樣做了。

持續伸展動作的時間，可以隨著實作練習再拉長。

3.完成（第三階段）

　　進行靜態伸展運動時，持續伸展動作的時間一結束，就要開始回頭走，一步步沿著剛才走過的路，直到重新回復起始姿勢。然後整個過程從頭開始再重複進行3次。

　　進行動態伸展運動時，通常是在完成重複練習之後才回復起始姿勢，而且持續伸展動作的階段極短暫。通常是兩個相反動作交替重複10～20次，動作之間有短暫停頓。

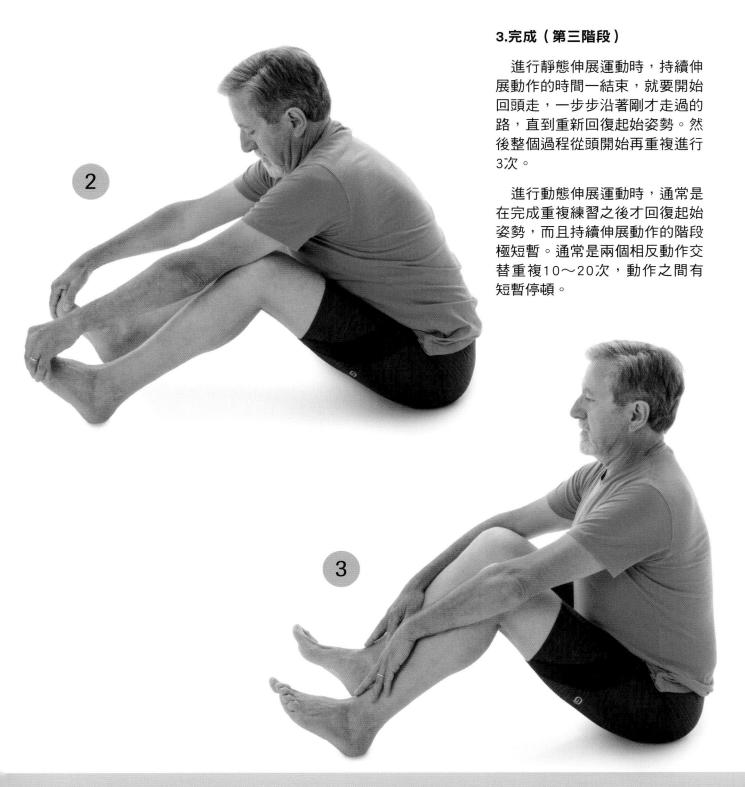

年長者伸展運動的特色

許多人到了老年就放棄各種活動，一旦進入靜態生活模式，各種活動更大量的減少。

年老不是從特定年齡開始，而是取決於個人、遺傳、生活方式、所做的運動、生活型態等。

人的身體可能從早年就開始出現惡化跡象，要怎麼面對，決定權在每個人的手裡。有些人無視，任由歲月增長加深老化與損耗；但也有些人藉由態度、運動和生活方式輔助而延遲衰老。

如同人生各個階段，老年也有一連串的特徵。西方文化與社會經常高估與年輕相關的一切，對老年只有負面的評價，因此將「老年」視為不受歡迎、力圖避免的人生階段。

如果能樂觀面對，並接受老年帶來的一切變化與挑戰，進入所謂的第三齡（third age）階段，相信這會是人生中最豐富、最充實的時刻。在這個階段裡，勞動負擔和憂慮減輕，也無需再向任何人證明任何事，擁有更多自由時間檢視生活，學習各種人生功課。這時候也可以開始做一些過去沒時間做的活動。

適度的身體運動對於健康生活至關重要，在這方面，伸展運動能夠提供絕佳助益，顯著延緩老化的負面影響。

適合年長者的伸展運動，指的是伸展運動符合年長者的特性，但適用對象並不限於年長者，任何希望尊重身體、想要進行溫和運動的人都再適合不過。

此外，老化的影響之一是柔軟度下降，組織失去伸展能力，變得更脆弱，且耐力降低。軟骨開始磨損、脫水，且有微骨折的情形。因此，進行各項伸展運動時，務必要記得：嫩樹枝彎折不易斷裂，但乾枯的樹枝就很容易斷掉。為了避免受傷，年長者進行伸展運動時，一定要記得遵守相關的原則，以便順利完成各項伸展運動。

主要特色

◆考量到老年身體的需求或限制，保護身體較脆弱的部位。

◆能夠配合不同需求調整。

◆伸展運動不是競爭性運動，千萬不可勉強，超過自身的限制。

◆注意呼吸。伸展的同時，要將呼吸階段納入考量。

◆伸展運動更溫和、更緩慢，效果會更顯著。

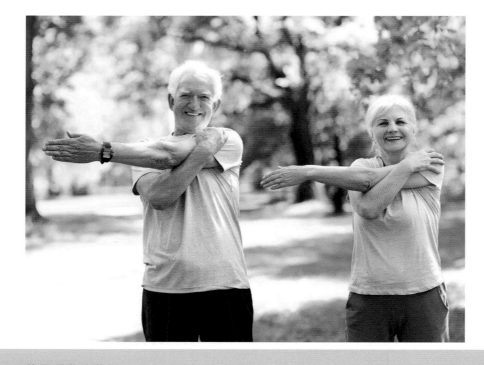

年長者的伸展運動不是要超越自身限制，而是尊重這些限制。

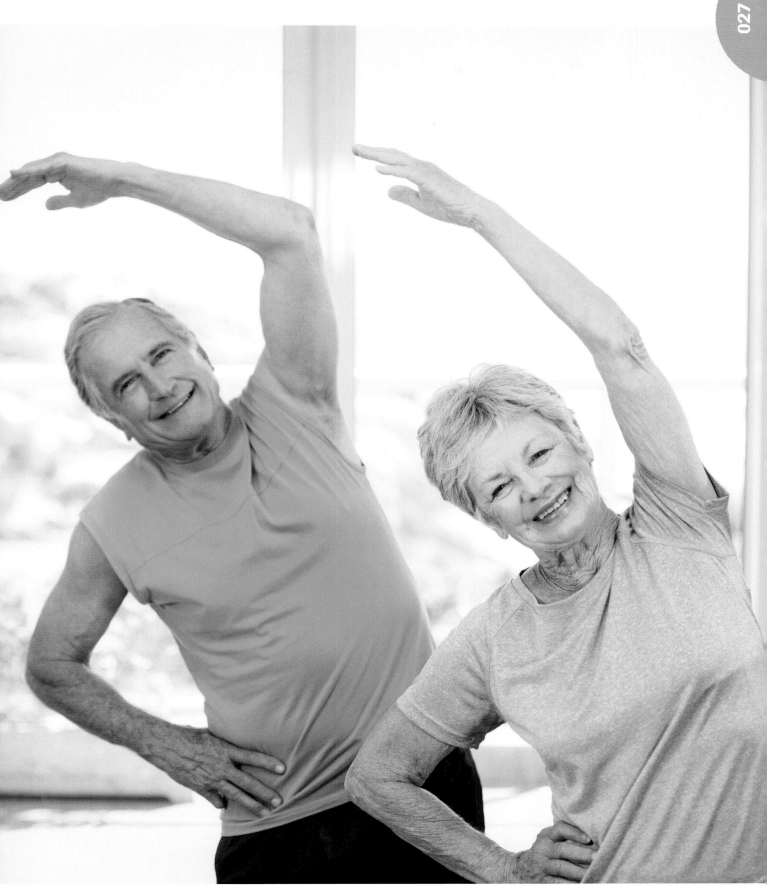

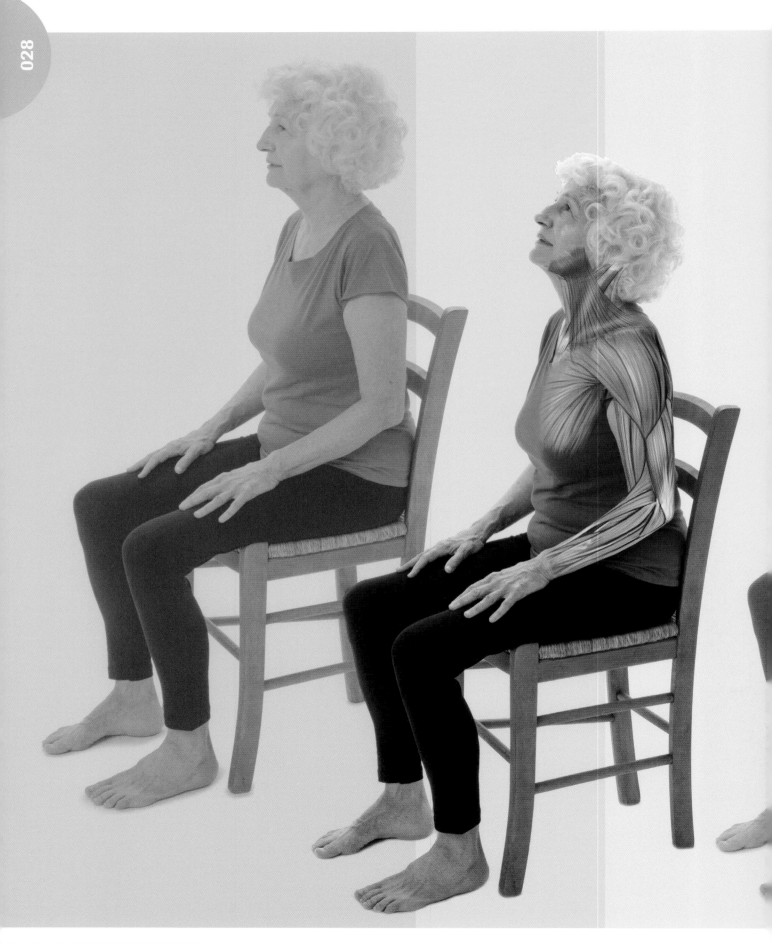

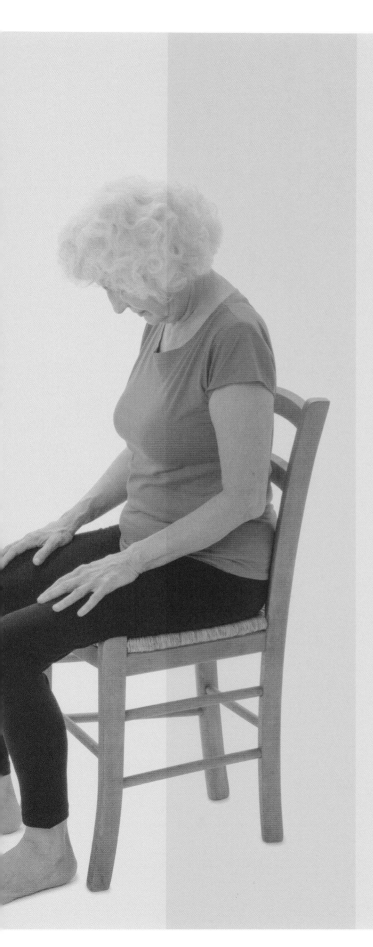

頸部伸展運動

頭部的擺置會決定身體姿勢，因此，頭部與軀幹對齊是姿勢再訓練的良好基礎。頸部僵硬不靈活，以及頭部長時間維持同一姿勢，長期下來會導致頸椎和頸肌群出現各種問題。

以下伸展運動有助於消除頸部緊繃，擴大頸部活動，提升頸部的強度與柔軟度。

這個單元包括一些等長收縮運動，對於改善頸部肌肉張力，以及預防或修復頸部損傷有效，可參照文字與圖片練習。

頸部動態伸展運動 —— 屈曲與伸張

起始姿勢	效益	注意事項

起始姿勢

◆採取起始姿勢2。

效益

所有頸部伸展運動皆可：

◆緩解頸部疼痛，透過放鬆和強化頸肌群，減輕部位緊繃。

◆放鬆下頜和預防頭痛。

注意事項

◆若有頭暈或眩暈的風險，建議閉眼進行伸展運動。

◆伸張時切勿施力。若有頸部問題，伸展運動進行時要更緩和，無須伸展至最大程度。

技巧

◆吸氣再呼氣，頭向下傾，背部保持不動，使下巴往胸部靠近。

◆接下來吸氣時，慢慢抬起頭，不用施力，將頭往後移至一個舒適點。

◆吐氣時，再次朝胸前低下頭。重複整個過程6～10次。

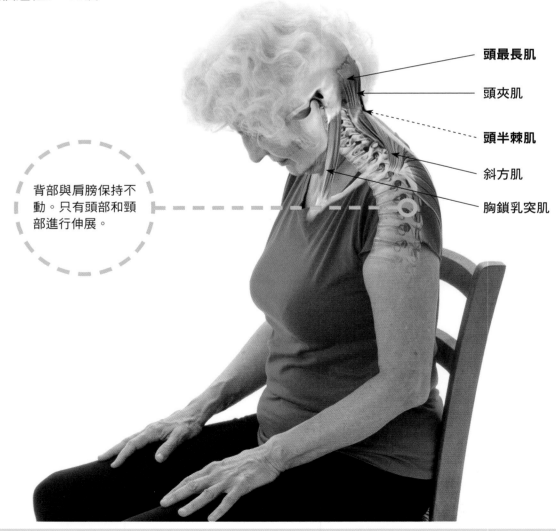

背部與肩膀保持不動。只有頭部和頸部進行伸展。

頭最長肌
頭夾肌
頭半棘肌
斜方肌
胸鎖乳突肌

連續動作

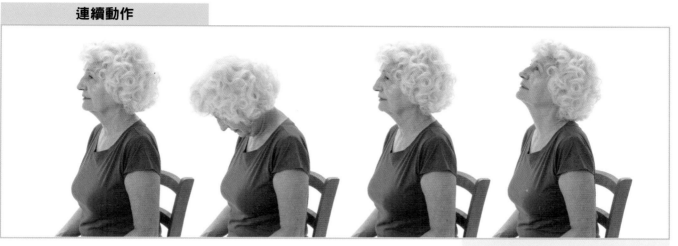

◆整個過程重複數次，動作緩慢且連續。呼氣與吸氣的循環標示出動作的變化。

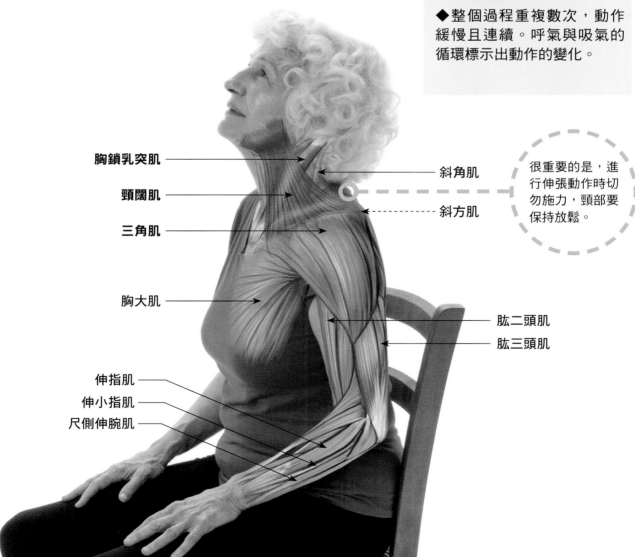

胸鎖乳突肌

頸闊肌

三角肌

胸大肌

伸指肌

伸小指肌

尺側伸腕肌

斜角肌

斜方肌

肱二頭肌

肱三頭肌

很重要的是，進行伸張動作時切勿施力，頸部要保持放鬆。

頸部動態伸展運動 —— 側向傾身

起始姿勢

◆採取起始姿勢2。

技巧

◆頭向左傾，保持面向前方，且脖子側彎時，以耳朵對向肩膀，避免頭向前或向後倒。背部與肩膀保持不動，並且放鬆。

◆幾秒鐘後，慢慢將頭抬起，直到重回中央位置。從這個姿勢，頭向右傾，重複先前相同動作，直到返回起始姿勢。

◆呼吸緩慢平和。

◆重複整個過程6～10次。

注意事項

◆如果頸部緊繃，側彎時勿讓頭部落底。

連續動作

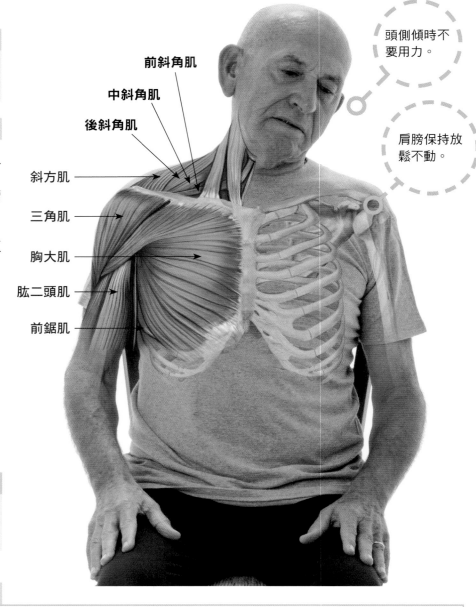

前斜角肌
中斜角肌
後斜角肌
斜方肌
三角肌
胸大肌
肱二頭肌
前鋸肌

頭側傾時不要用力。

肩膀保持放鬆不動。

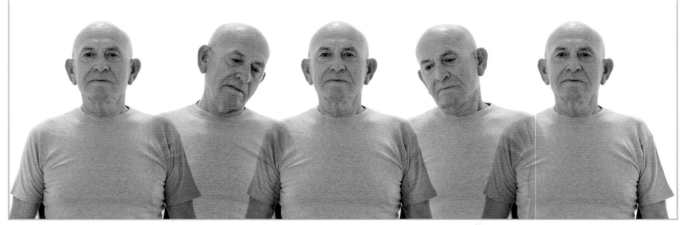

頸部動態伸展運動 ── 旋轉

起始姿勢

◆採取起始姿勢2。

技巧

◆將頭轉向左方,避免頭向前或向後倒。背部與肩膀保持不動。

◆幾秒鐘後,將頭轉朝向前,再開始轉向右方,重複相同動作,直到返回起始姿勢。

◆呼吸緩慢平和。

◆重複整個過程6～10次。

注意事項

◆如果感到不適,請停止轉動,讓自己處在一個舒適的姿勢。

連續動作

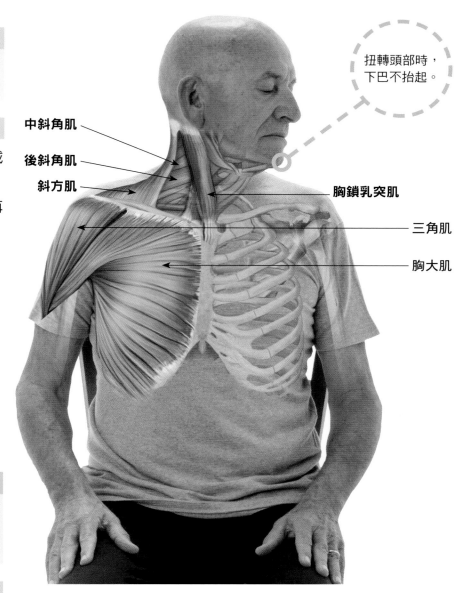

扭轉頭部時,下巴不抬起。

中斜角肌
後斜角肌
斜方肌
胸鎖乳突肌
三角肌
胸大肌

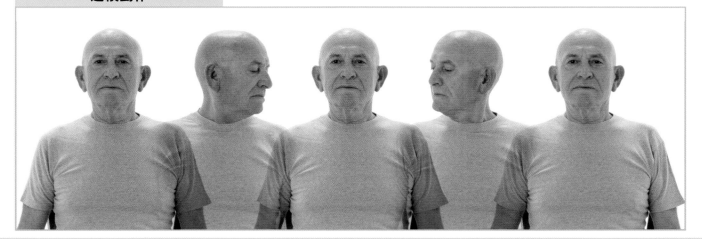

頸部等長收縮

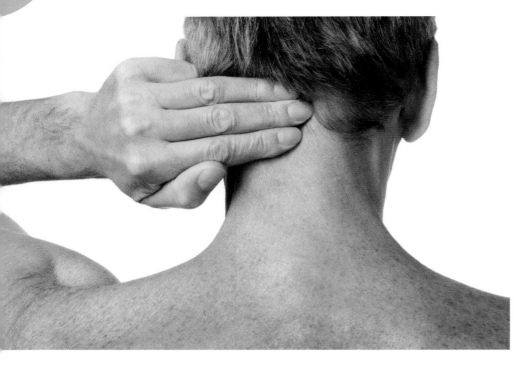

●**等長收縮**

等長收縮是不涉及任何肌肉長度變化或關節動作的運動。力量有2種：一種是由肌肉產生的力量，另一種是施加的外力，可由運動者本身產生。在這裡說明的運動中，力量是由手與手臂給予。肌肉收縮的同時，拮抗肌也會收縮。

等長運動產生的收縮後放鬆感，可以幫助修復肌肉和骨骼問題，所以非常重要。

注意事項	效益
以下3個頸部等長收縮運動：	**以下3個頸部等長收縮運動：**
◆請用手施予適度壓力，不要用力，避免因為肌肉緊繃可能使得脆弱頸部引發攣縮。	◆由於關節炎、關節病、肌肉攣縮及（或）發炎引起劇烈疼痛，致使頸部一移動就深感痛楚時，這些運動是理想的選擇。做這些運動會產生收縮後的放鬆感，得以舒緩疼痛而從中受益。
◆如果有明顯不適，最好避免輕推頭部，僅透過用手施壓來完成運動。	◆這些運動能夠改善肌肉張力，有助於頸部與肌肉問題的復健。
◆收縮運動時注意觀察呼吸：始終保持緩慢連續的呼吸，無需屏氣。對於患有高血壓或血管疾病的人來說，這一點尤其重要。	

等長收縮 ── 單手放在太陽穴上

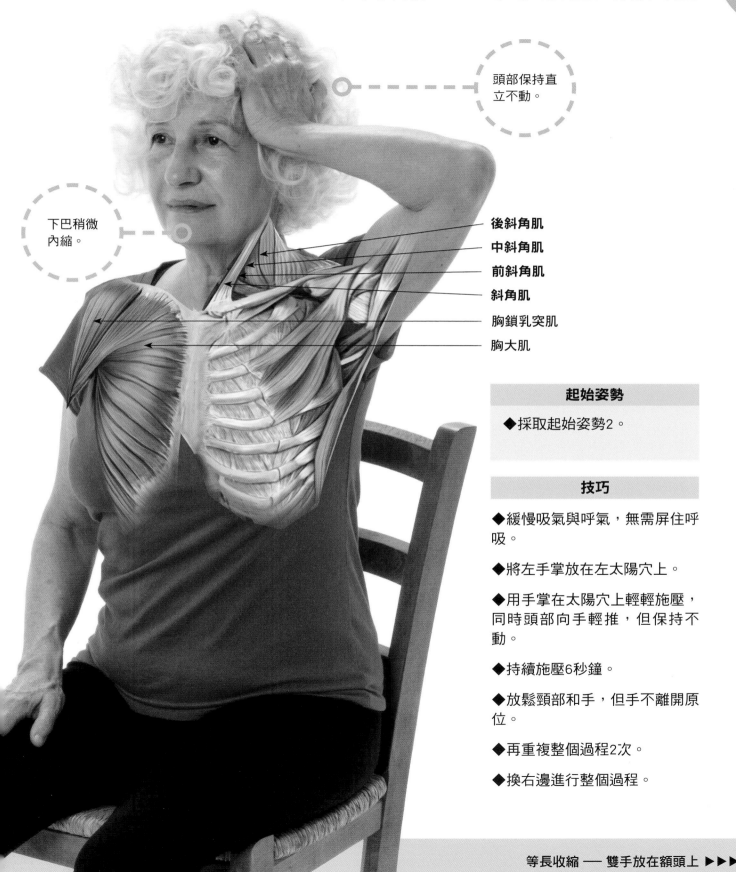

頭部保持直立不動。

下巴稍微內縮。

後斜角肌

中斜角肌

前斜角肌

斜角肌

胸鎖乳突肌

胸大肌

起始姿勢

◆採取起始姿勢2。

技巧

◆緩慢吸氣與呼氣，無需屏住呼吸。

◆將左手掌放在左太陽穴上。

◆用手掌在太陽穴上輕輕施壓，同時頭部向手輕推，但保持不動。

◆持續施壓6秒鐘。

◆放鬆頸部和手，但手不離開原位。

◆再重複整個過程2次。

◆換右邊進行整個過程。

等長收縮 ── 雙手放在額頭上 ▶▶▶▶▶

等長收縮 —— 雙手放在額頭上

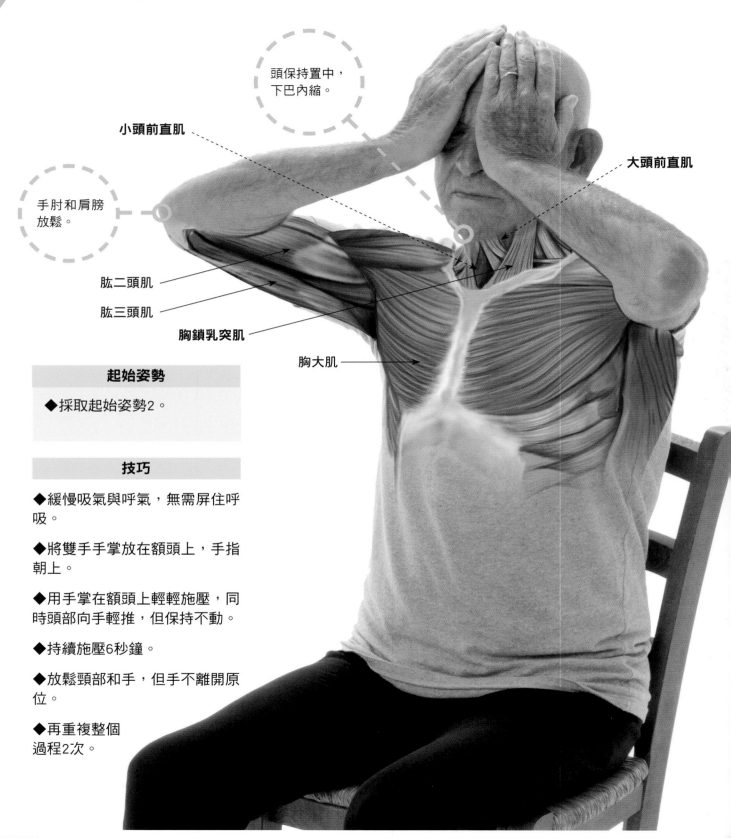

頭保持置中，
下巴內縮。

小頭前直肌

大頭前直肌

手肘和肩膀
放鬆。

肱二頭肌

肱三頭肌

胸鎖乳突肌

胸大肌

起始姿勢

◆採取起始姿勢2。

技巧

◆緩慢吸氣與呼氣，無需屏住呼吸。

◆將雙手手掌放在額頭上，手指朝上。

◆用手掌在額頭上輕輕施壓，同時頭部向手輕推，但保持不動。

◆持續施壓6秒鐘。

◆放鬆頸部和手，但手不離開原位。

◆再重複整個過程2次。

等長收縮 —— 雙手放在頭後方

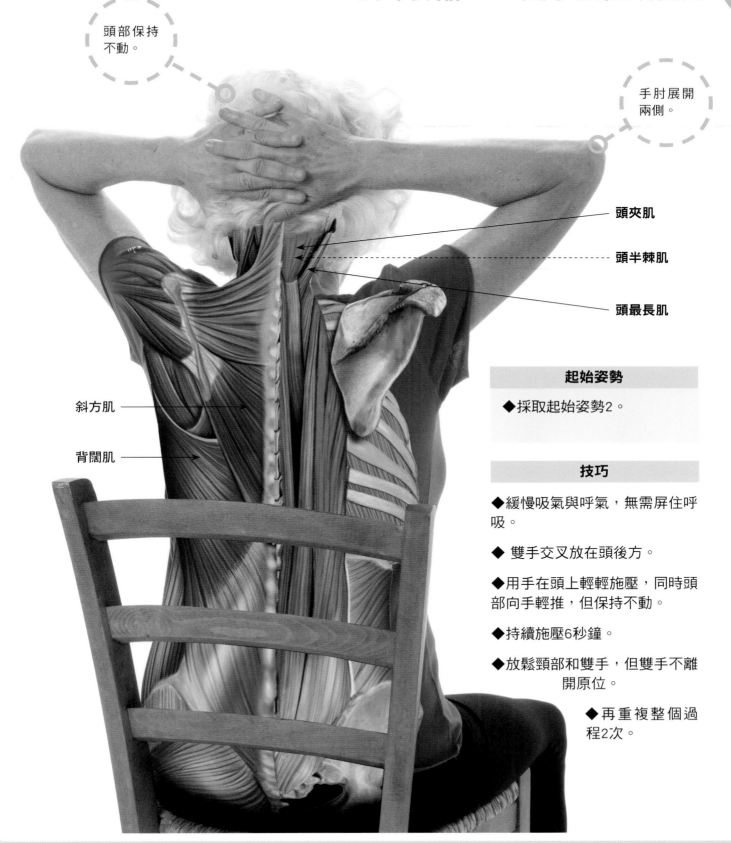

頭部保持
不動。

手肘展開
兩側。

頭夾肌

頭半棘肌

頭最長肌

斜方肌

背闊肌

起始姿勢

◆採取起始姿勢2。

技巧

◆緩慢吸氣與呼氣，無需屏住呼
吸。

◆ 雙手交叉放在頭後方。

◆用手在頭上輕輕施壓，同時頭
部向手輕推，但保持不動。

◆持續施壓6秒鐘。

◆放鬆頸部和雙手，但雙手不離
開原位。

◆再重複整個過
程2次。

頸部靜態伸展運動 —— 屈曲

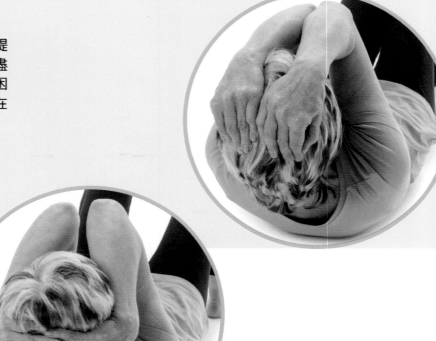

起始姿勢

◆仰臥平躺在地板的睡墊、瑜伽墊或毯子上。

◆雙腿膝蓋彎曲，便於腰部支撐和地上休息。

◆雙腳與雙膝分開，與髖部同寬，保持雙腳朝向前方且彼此平行。

◆用手在頭頂的高度將頭提起，手肘、前臂和手的外緣盡量靠近。如果這個姿勢有困難，可以雙手交叉，用手指在頭頂處扶住頭部。

◆口微開，下頜放鬆。

效益

◆幫助脊椎骨正確復位，紓解可能的夾神經情形，從而矯正頸椎過度前凸。

◆減輕頸部緊繃與不適，同時強化肌肉組織。

注意事項

◆進行用手提起和放下頭部的牽引動作時，務必小心翼翼、緩慢輕柔。

◆如果頸部容易受傷，進行伸展運動時不做牽引動作，只用手支撐頭部就好。

技巧

◆從起始姿勢開始，先吸氣，然後在呼氣時，以牽引方式用手慢慢將頭提起，頭往前傾，下巴朝胸部方向靠近。

◆只有頸椎部位會從地面抬起，胸、腰椎部位不會。

◆持續伸展動作，同時緩慢地吸氣和呼氣5～10秒鐘。

◆一邊吸氣，一邊慢慢將頭移回地面。雙手繼續穩固扶住頭部，輔助牽引動作，讓頸椎部位持續伸展，此時下巴內縮，感覺脊椎骨在地面上獲得支撐。

◆再重複整個過程3次。

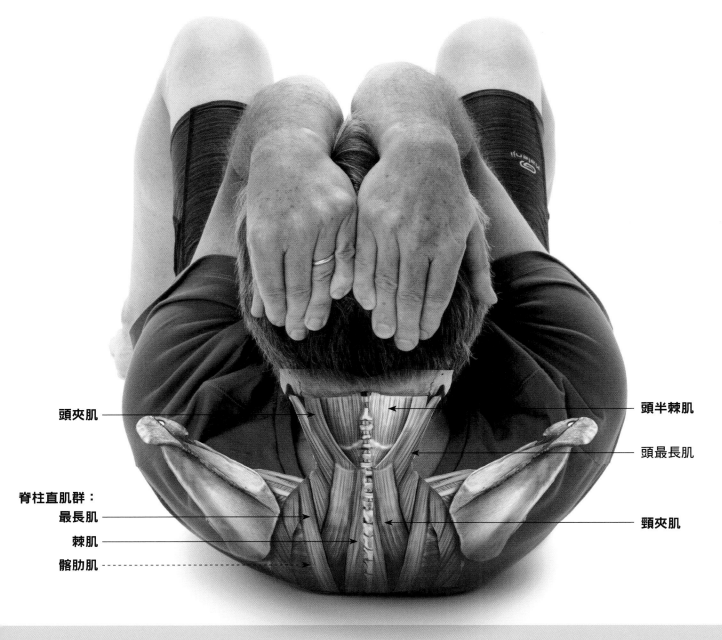

頭夾肌

頭半棘肌

頭最長肌

脊柱直肌群：
最長肌
棘肌
髂肋肌

頸夾肌

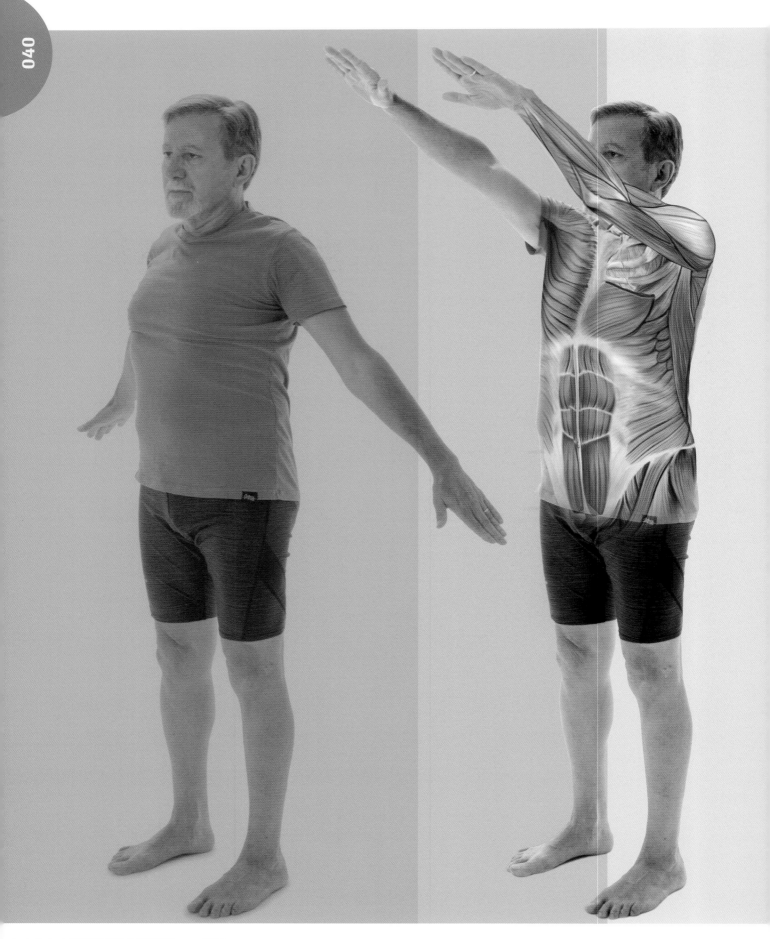

◀◀◀◀◀ 頸部靜態伸展運動 —— 屈曲

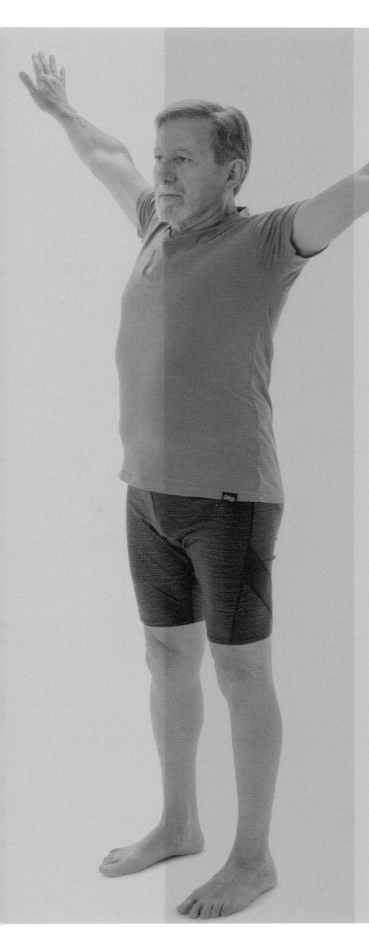

上肢伸展運動

肩膀與手臂
肩膀可使手臂做出大幅多樣的動作，同時在需要支撐或施力時提供穩定力量。

手肘與前臂
手肘允許前臂以其為軸旋轉，讓手臂得以彎折與伸展。

手腕與手
手腕的複雜性使手部更容易採取不同的姿勢，進行豐富多樣的動作。

手指的小關節賦予手指高度的靈活性，使其得以做出各種手勢與動作，從最精巧細膩到最猛烈強力的動作都能做得到。

這個單元描述的伸展運動能夠協助上肢不同部位肌肉放鬆、緊實、強化與提升柔軟度，促進原有機能，協助減少可能產生的問題。

肩膀動態伸展運動 —— 聳肩放下

起始姿勢

◆採取起始姿勢1。

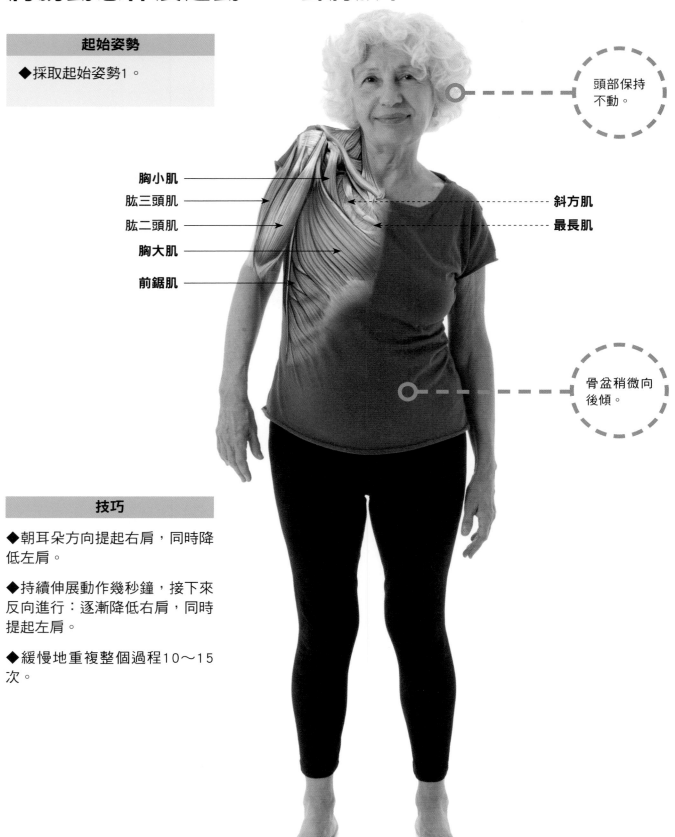

頭部保持
不動。

胸小肌

肱三頭肌

肱二頭肌

胸大肌

前鋸肌

斜方肌

最長肌

骨盆稍微向
後傾。

技巧

◆朝耳朵方向提起右肩,同時降
低左肩。

◆持續伸展動作幾秒鐘,接下來
反向進行:逐漸降低右肩,同時
提起左肩。

◆緩慢地重複整個過程10～15
次。

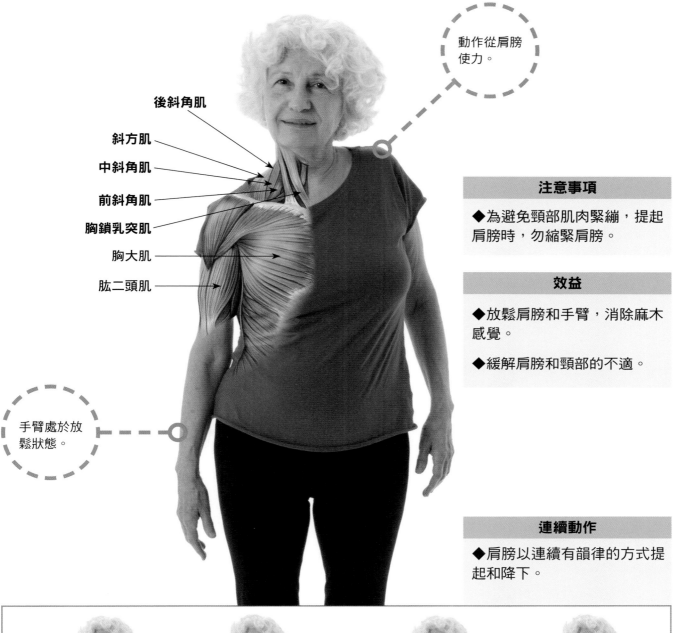

動作從肩膀使力。

後斜角肌

斜方肌

中斜角肌

前斜角肌

胸鎖乳突肌

胸大肌

肱二頭肌

手臂處於放鬆狀態。

注意事項

◆為避免頸部肌肉緊繃，提起肩膀時，勿縮緊肩膀。

效益

◆放鬆肩膀和手臂，消除麻木感覺。

◆緩解肩膀和頸部的不適。

連續動作

◆肩膀以連續有韻律的方式提起和降下。

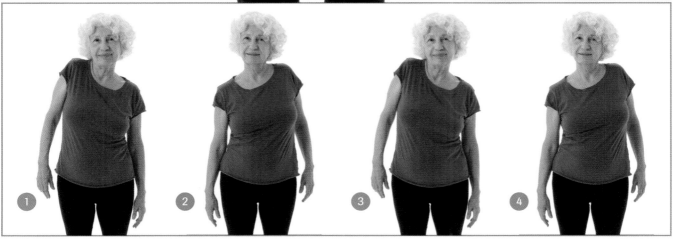

肩膀與手臂動態伸展運動 ── 肩前推與肩後推

起始姿勢

◆採取起始姿勢1。

技巧

◆先吸氣,再呼氣時,進行肩前推動作。將肩膀移向前方內側,無需提起肩膀。動作是從肩膀使力,並非由手臂使力,手臂只是伴隨動作。

◆接著吸氣,順勢返回起始姿勢。從起始姿勢,再做肩後推動作,將肩膀帶往後方外側,無需提起肩膀。

◆呼氣,同時返回原處。重複整個過程10～20次。

效益

◆減少肩膀肌肉緊繃,從而增強活動性,緩解肌肉僵硬程度。

◆有助於修復可能的肩關節傷害。

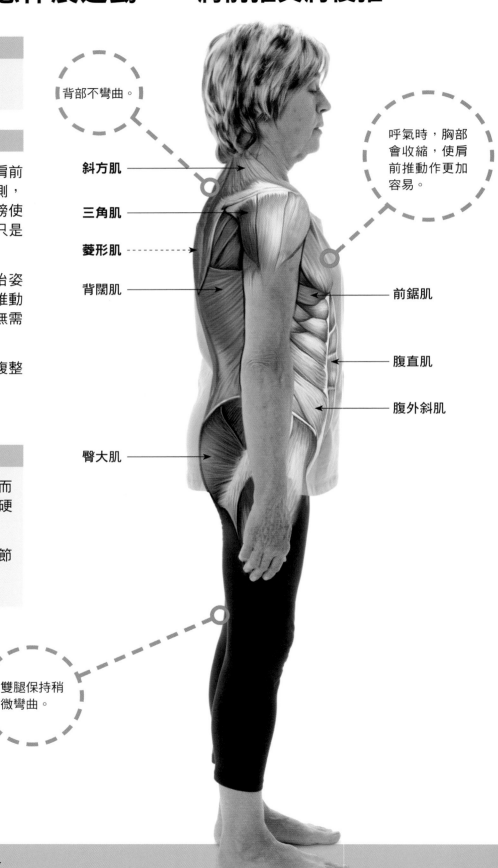

背部不彎曲。

呼氣時,胸部會收縮,使肩前推動作更加容易。

斜方肌

三角肌

菱形肌

背闊肌

前鋸肌

腹直肌

腹外斜肌

臀大肌

雙腿保持稍微彎曲。

肩膀保持放鬆，無需提起。

吸氣時，胸部會擴張，使肩後推動作更加容易。

注意事項

◆如果有肩關節問題，不要強迫進行肩後推動作。

三角肌
胸小肌

胸大肌

前鋸肌

背闊肌

腹外斜肌

腹直肌

骨盆稍微後傾。

連續動作

◆以緩慢且有意識的方式，進行肩前推至肩後推的轉換。記得，每個動作伴有相應的吸氣和呼氣階段。

臀大肌

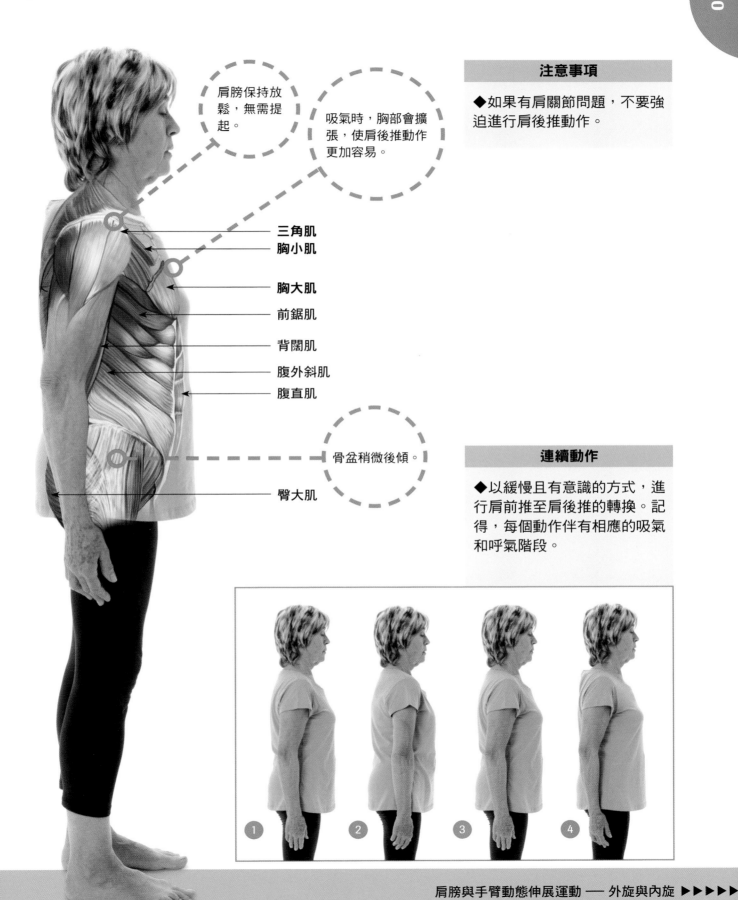

肩膀與手臂動態伸展運動 —— 外旋與內旋

起始姿勢

◆採取起始姿勢1。

技巧

◆手臂抬起，伸展兩側，與軀幹形成約70度角。

◆吸氣時，將手和手臂置於旋後姿勢，慢慢將手腕向外旋轉，完成肩膀與手臂的外旋動作。

◆呼氣時，將手和手臂移至旋前姿勢，再將手腕向內旋轉，完成肩膀與手臂的內旋動作。

◆一邊吸氣，一邊回復起始狀態。重複整個過程10～15次。

效益

◆潤滑與滋養肩關節，預防磨損。

◆強化肩膀和手臂的肌肉，同時增強肱二頭肌和緊實肱三頭肌，預防肌肉鬆垂。

注意事項

◆如果感到肩膀不適，進行伸展運動時，手臂可以抬低一點。例如，讓手臂高度與軀幹呈45度角即可。

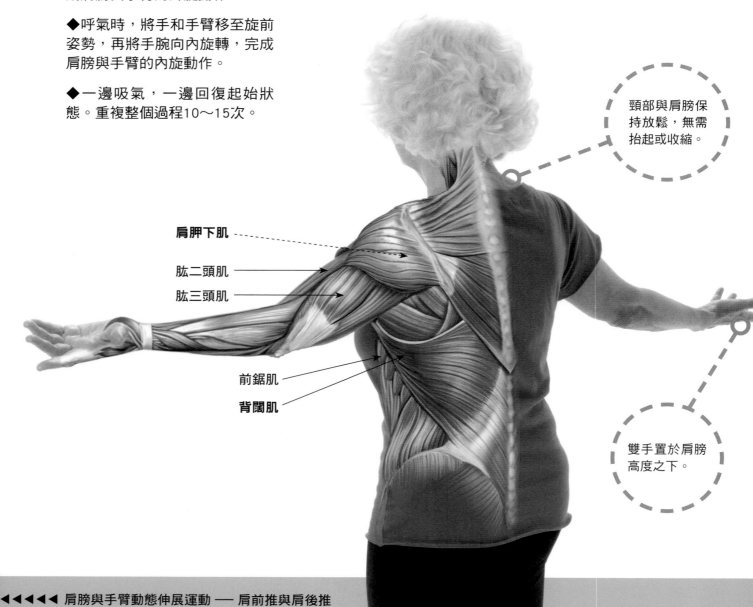

頸部與肩膀保持放鬆，無需抬起或收縮。

肩胛下肌

肱二頭肌

肱三頭肌

前鋸肌

背闊肌

雙手置於肩膀高度之下。

連續動作

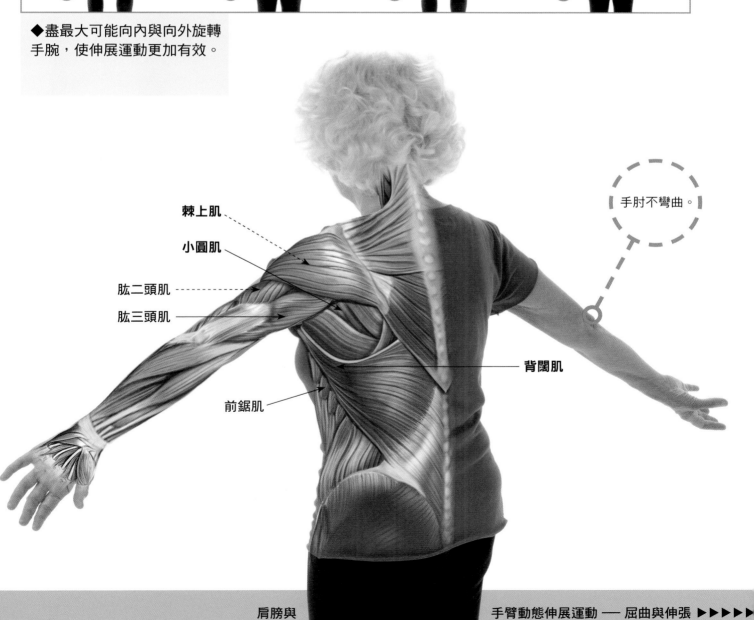

① ② ③ ④

◆盡最大可能向內與向外旋轉
手腕，使伸展運動更加有效。

棘上肌

小圓肌

肱二頭肌

肱三頭肌

前鋸肌

背闊肌

手肘不彎曲。

肩膀與手臂動態伸展運動 — 屈曲與伸張

起始姿勢

◆採取起始姿勢1。

技巧

◆先吸氣，抬起手臂，伸向身體前方，直到靠近頭部的位置，然後肩膀進行肩前推和屈曲動作。

◆呼氣時，慢慢放下手臂，回到起始姿勢時，再將手臂向後抬起，然後肩膀進行肩後推和伸張動作。

◆一邊吸氣，一邊回復起始狀態。重複整個過程10～15次。

注意事項

◆肩部不適者進行這兩項伸展運動時，應小心謹慎。注意手臂別舉太高，必要時，可以讓手肘稍微彎曲。

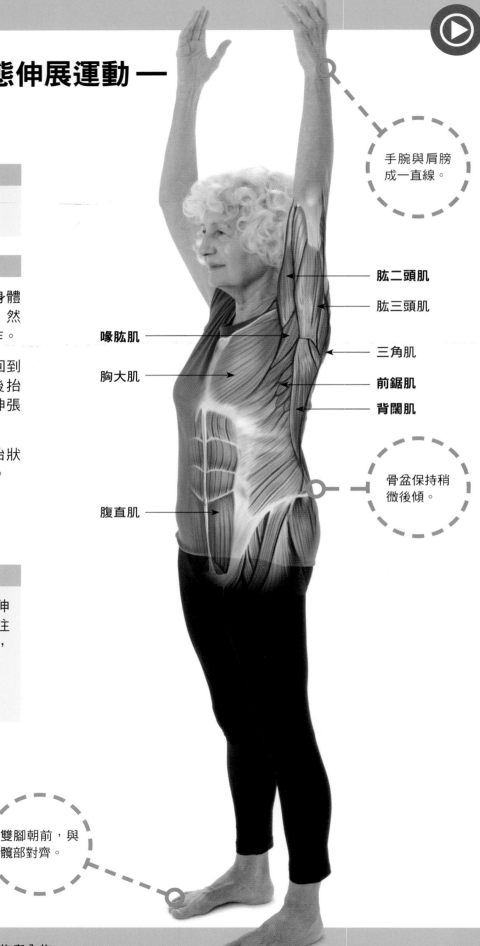

手腕與肩膀成一直線。

肱二頭肌

肱三頭肌

喙肱肌

三角肌

胸大肌

前鋸肌

背闊肌

骨盆保持稍微後傾。

腹直肌

雙腳朝前，與髖部對齊。

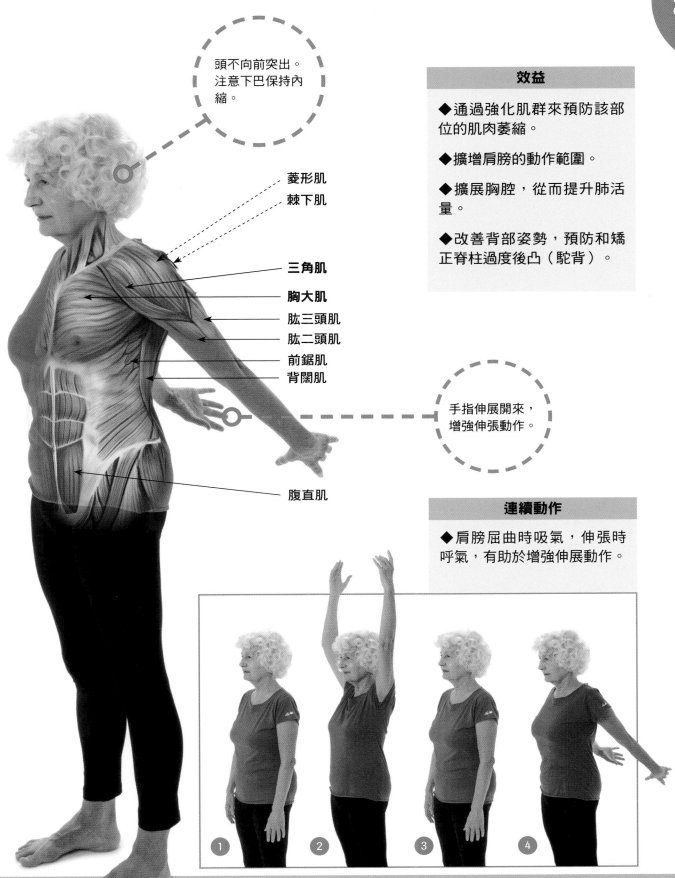

頭不向前突出。
注意下巴保持內縮。

菱形肌
棘下肌

三角肌
胸大肌
肱三頭肌
肱二頭肌
前鋸肌
背闊肌

腹直肌

手指伸展開來，
增強伸張動作。

效益

◆通過強化肌群來預防該部位的肌肉萎縮。

◆擴增肩膀的動作範圍。

◆擴展胸腔，從而提升肺活量。

◆改善背部姿勢，預防和矯正脊柱過度後凸（駝背）。

連續動作

◆肩膀屈曲時吸氣，伸張時呼氣，有助於增強伸展動作。

① ② ③ ④

肩膀與手臂動態伸展運動 —— 向後迴旋

起始姿勢

◆採取起始姿勢1。

技巧

◆先呼吸，同時手臂抬起伸向身體前方。彎曲肩膀，直到手臂完全上舉至頭部的兩側。

◆一邊呼氣，一邊展開雙臂，從兩側落下，進行手臂外展動作，直到呈十字狀。

◆雙臂繼續下行，並且帶往後方，進行手臂的伸張和內收動作，直到手臂位處身體兩側。

◆手臂始終維持在伸展狀態。

◆再重複整個過程6次。

連續動作

◆整個過程緩慢且連續。呼吸階段區別出動作的變化：吸氣時手臂抬高，呼氣時手臂降下。

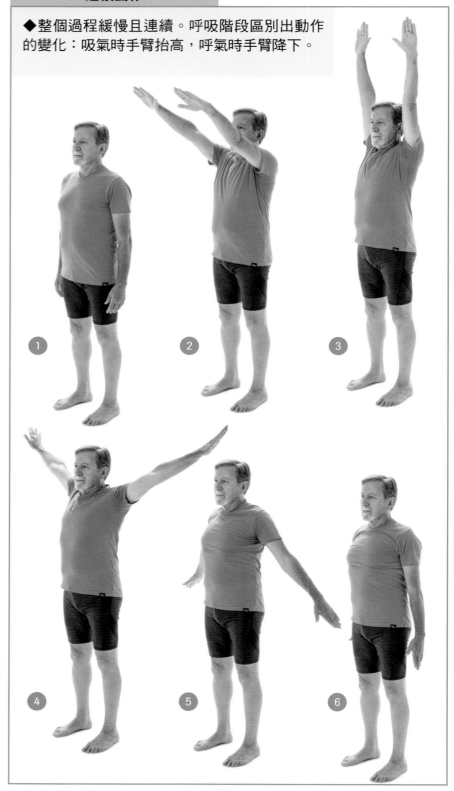

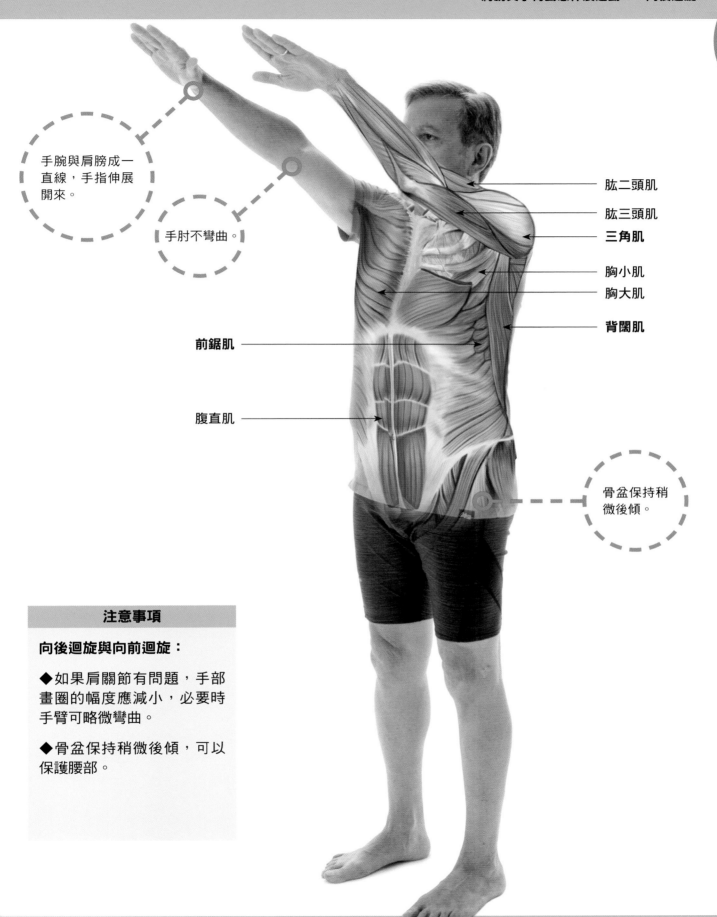

手腕與肩膀成一直線，手指伸展開來。

手肘不彎曲。

肱二頭肌

肱三頭肌

三角肌

胸小肌

胸大肌

背闊肌

前鋸肌

腹直肌

骨盆保持稍微後傾。

注意事項

向後迴旋與向前迴旋：

◆如果肩關節有問題，手部畫圈的幅度應減小，必要時手臂可略微彎曲。

◆骨盆保持稍微後傾，可以保護腰部。

肩膀與手臂動態伸展運動 —— 向前迴旋

起始姿勢

◆採取起始姿勢1。

技巧

◆吸氣時，將伸展的手臂帶往後側上抬，進行手臂的伸張和內收動作。持續抬起雙臂，並採外展動作，雙臂張開兩側，直到呈十字狀。

◆手臂抬高至頭部兩側，分開與肩膀同寬。

◆一邊呼氣，一邊從身體前方降下手臂，直到回復起始姿勢。

◆手臂始終維持在伸展狀態。

◆再重複整個過程6次。

效益

向後迴旋與向前迴旋：

◆可大幅改善肩膀和肩胛骨的活動度。

◆紓解上背部肌肉緊繃。

◆預防和矯正脊柱過度後凸（駝背）。

◆擴展胸腔，從而提升肺活量。

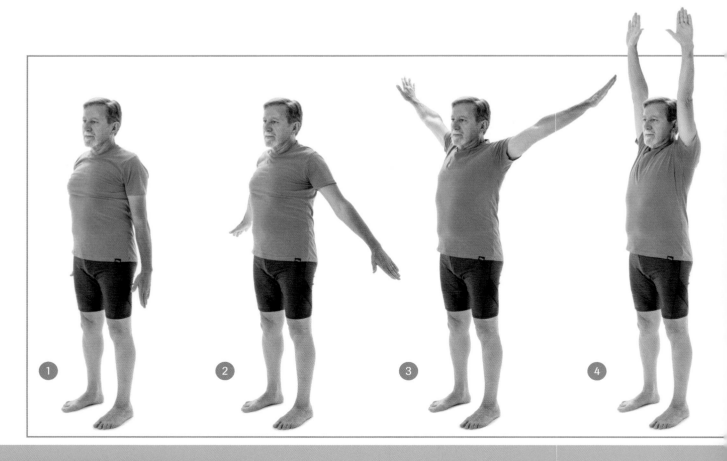

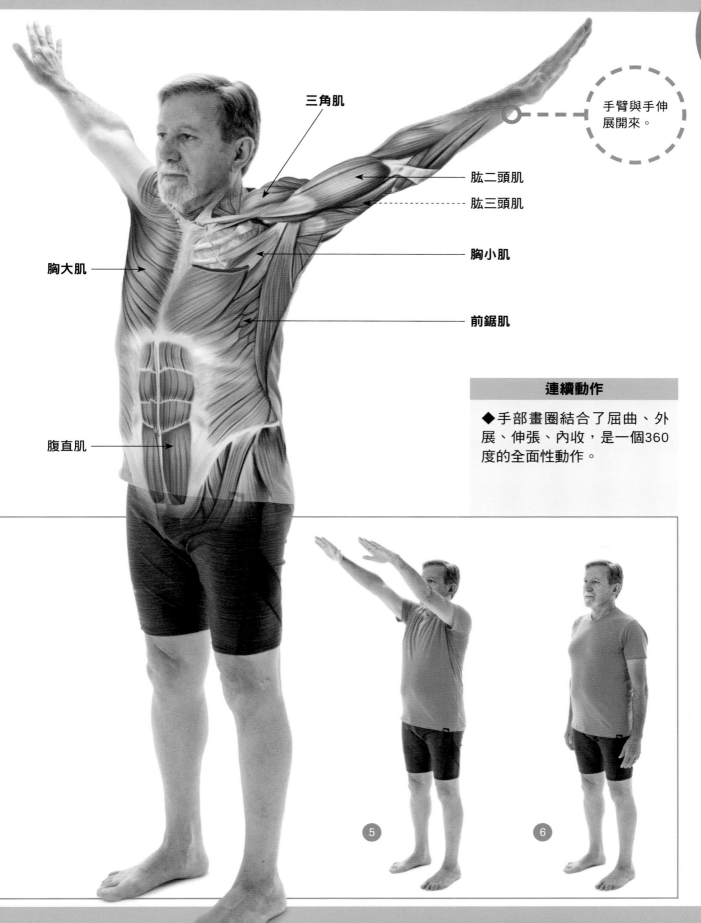

三角肌

肱二頭肌

肱三頭肌

胸小肌

前鋸肌

胸大肌

腹直肌

手臂與手伸展開來。

連續動作

◆手部畫圈結合了屈曲、外展、伸張、內收，是一個360度的全面性動作。

5

6

手肘、手腕與手部動態伸展運動 — 伸張與屈曲

起始姿勢

◆採取起始姿勢1或2。

技巧

◆從身體前方抬起右臂,直到手與肩膀同高。左手掌心向下,垂直置於右手手指上方。

◆左手輕輕按壓右手手指,使右手掌轉而朝下,完成手腕的伸張動作。

◆持續伸展動作幾秒鐘。

◆呼吸緩慢平和。

◆接下來,用左手提起右手,將右手帶往右肩,同時彎曲手腕和手肘。

◆持續屈曲動作幾秒鐘,將手臂重新帶回起始姿勢。重複整個過程6～10次。用左臂完成所有連續動作。

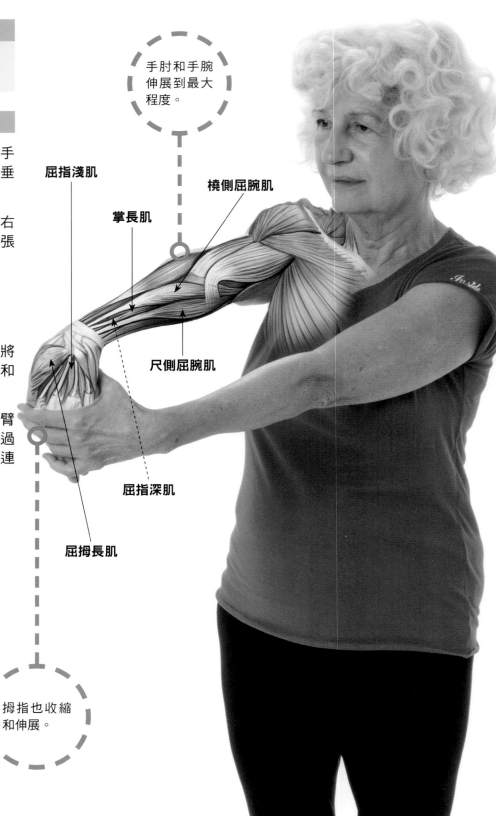

手肘和手腕伸展到最大程度。

屈指淺肌

橈側屈腕肌

掌長肌

尺側屈腕肌

屈指深肌

屈拇長肌

拇指也收縮和伸展。

注意事項

◆腕隧道症候群患者進行這項伸展運動須小心謹慎，若出現疼痛情形，應避免伸展至最大程度。

◆如果運動過於激烈，進行時手臂可以放低，無需保持手腕與肩膀等高。

效益

◆強化腕關節和肘關節。

◆緩解手腕和手指不適。

◆幫助手肘傷害復原，減少肘關節發炎的情形。

連續動作

◆屈曲動作與伸張動作交替，兩種伸展運動彼此互補。

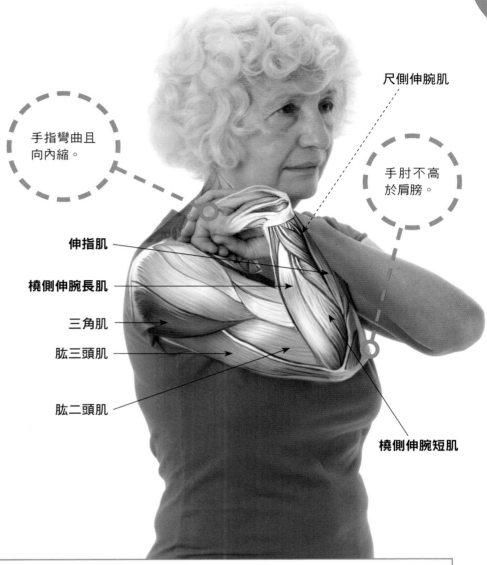

手指彎曲且向內縮。

尺側伸腕肌

手肘不高於肩膀。

伸指肌
橈側伸腕長肌
三角肌
肱三頭肌
肱二頭肌
橈側伸腕短肌

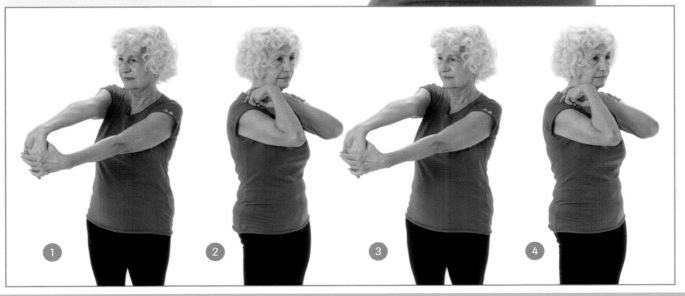

① ② ③ ④

手腕動態伸展運動 —— 內收與外展

起始姿勢

◆採取起始姿勢1或2。

技巧

◆手臂放在軀幹兩側,手肘彎曲,前臂以旋前姿勢分開向前伸展;手掌張開,手指併攏伸直。

◆進行手腕內收動作,手向內移動,接著再進行外展動作,重新將手腕移向外側。前臂保持不動。

◆重複整個過程10～15次。

注意事項

◆如果腕關節有任何不適或傷害,外展動作應有限度。

效益

◆有助於強化手腕。

◆改善手腕僵硬,增進手腕的靈活度。

◆鍛鍊前臂肌群。

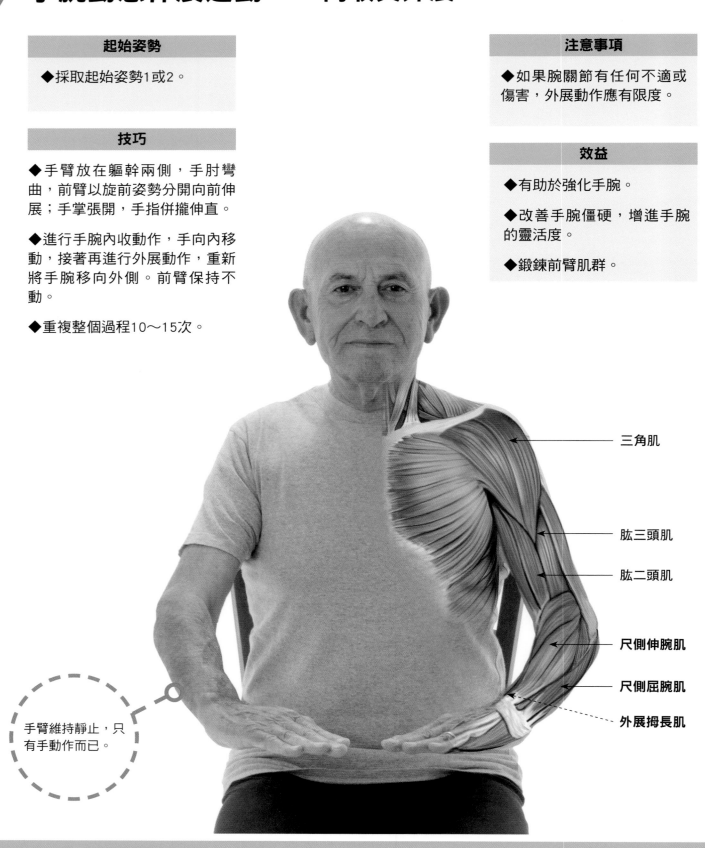

三角肌

肱三頭肌

肱二頭肌

尺側伸腕肌

尺側屈腕肌

外展拇長肌

手臂維持靜止,只有手動作而已。

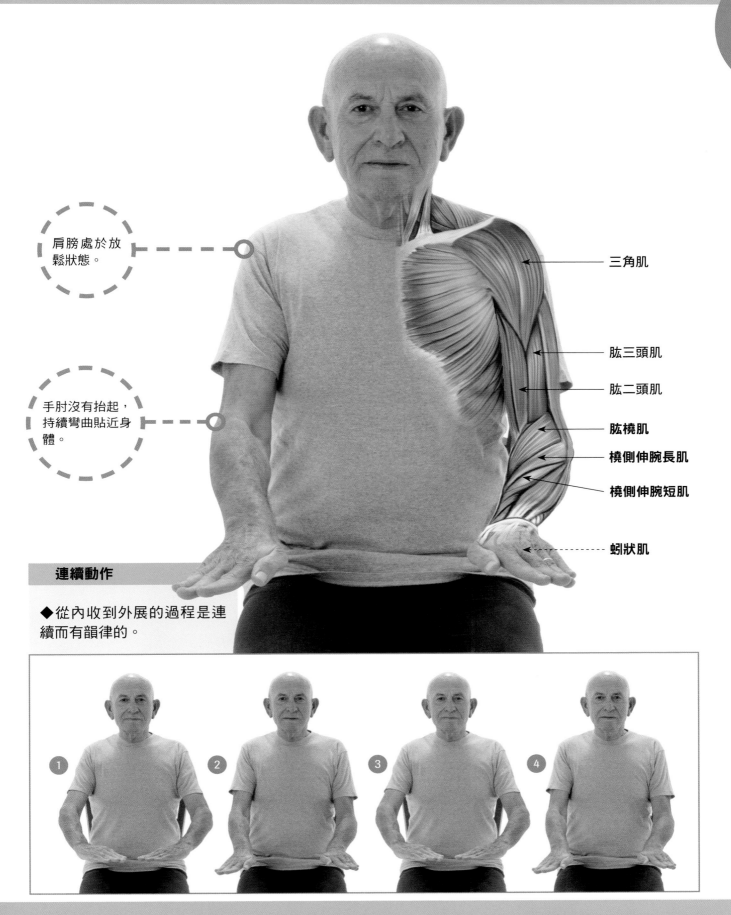

肩膀處於放鬆狀態。

手肘沒有抬起，持續彎曲貼近身體。

三角肌

肱三頭肌

肱二頭肌

肱橈肌

橈側伸腕長肌

橈側伸腕短肌

蚓狀肌

連續動作

◆從內收到外展的過程是連續而有韻律的。

①　②　③　④

手腕動態伸展運動 —— 迴旋

起始姿勢

◆採取起始姿勢1或2。

技巧

向外迴旋：

◆一開始，手臂置於軀幹兩側，在手肘處彎曲而獲得支撐。

◆將手放在身體前方，以旋前姿勢握拳，拇指朝外。

◆隨著內收動作，輕輕將手腕轉為向上。

◆接下來，隨著外展動作，轉動手腕向前移動，直到手腕伸張。

◆慢慢轉下手腕，直到回復起始點。

◆重複整個過程10～15次。

肩膀處於放鬆狀態。

三角肌

肱三頭肌

肱二頭肌

尺側屈腕肌

掌長肌

橈側屈腕肌

屈指淺肌

屈指深肌

連續動作

◆雙手持續大幅轉圈。

手握成拳狀，但不用握緊。

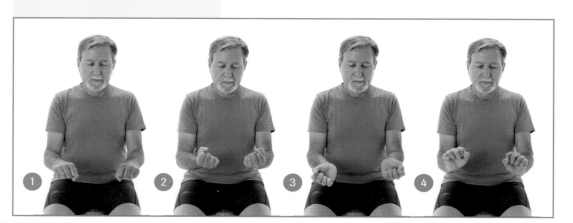

技巧

向內迴旋：

◆雙手以旋後姿勢握拳。

◆隨著內收動作，輕輕將手腕轉為向下。

◆接下來，隨著外展動作，轉動手腕向前移動，直到手腕伸張。

◆慢慢將雙手轉向內側朝上，直到回復起始點。

◆重複整個過程10～15次。

效益

◆提升腕關節的活動度，強化腕關節。

◆增進手的靈活度。

◆預防與緩解可能的腕部傷害。

注意事項

◆手腕疼痛者可以進行這項運動，只不過動作無需伸展到最大程度，有限度轉動手腕即可。

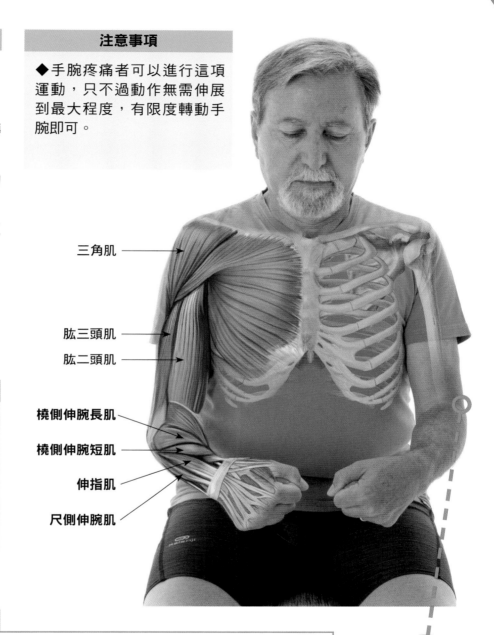

三角肌

肱三頭肌

肱二頭肌

橈側伸腕長肌

橈側伸腕短肌

伸指肌

尺側伸腕肌

手肘保持不動。

連續動作

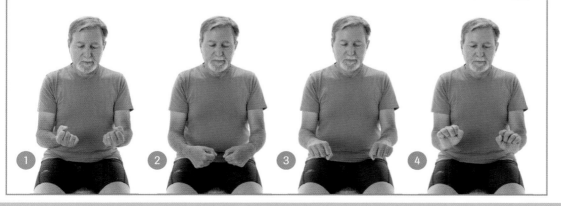

手指動態伸展運動 —— 伸張與屈曲 ▶▶▶▶▶▶

手指動態伸展運動 ── 伸張與屈曲

起始姿勢

◆採取起始姿勢1或2。

技巧

◆手臂置於身體兩側，手肘彎曲，前臂和手向前抬起。

◆手指分開伸直，盡可能把手張開，持續伸展動作幾秒鐘。接下來，彎曲所有手指，閉手成拳，拇指留在外側。

◆重複整個過程10～20次。

注意事項

◆如果手指有關節病或關節炎，切勿強行運動，以免疼痛更劇。運動進行時應動作輕柔，不要完全伸展或彎曲手指。

連續動作

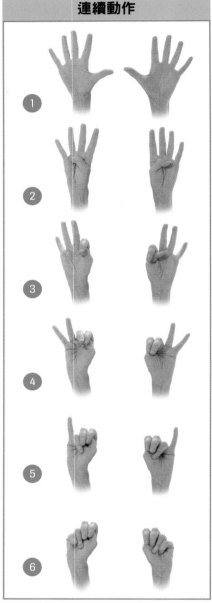

手指伸直。

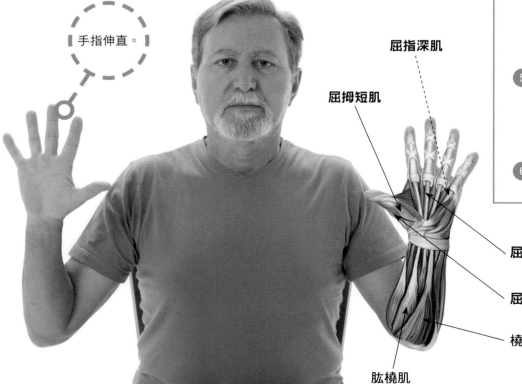

屈指深肌

屈拇短肌

屈指淺肌

屈拇長肌

橈側屈腕肌

肱橈肌

技巧

◆把手張開，手指分開，開始一根一根彎曲手指：拇指、食指、中指、無名指和小指，直到手閉合成拳頭，拇指在內。重要的是，彎下手指時要一根接著一根進行。

◆隨後，將拇指抽出拳頭，伸直拇指。接下來，其他手指依相同順序照著做：食指、中指、無名指和小指。手指朝上，試著伸展到最大限度。

◆重複整個過程6～10次。

效益

◆強化手部肌群和結締組織。

◆減輕關節炎引起的疼痛。

◆改善受到關節病限制的活動度。

連續動作

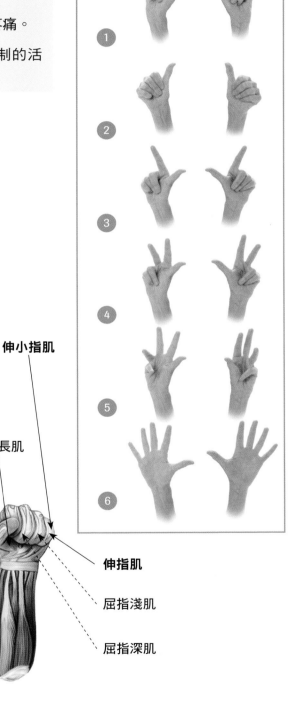

1

2

3

4

5

6

肩膀和手肘放鬆。

握拳稍微用力。

髖部擺正。

伸小指肌

伸拇長肌

屈拇長肌

伸指肌

屈指淺肌

屈指深肌

肩膀與手肘靜態伸展運動 ── 外展

起始姿勢

◆採取起始姿勢1。

技巧

◆從側邊提起伸展的右臂,同時進行外展動作,直到手與肩膀同高。

◆左手放在胸部右上方。右臂伸展開來時,左手按壓胸部上方,同時向左牽引。

◆維持伸展動作約10秒鐘,同時輕輕吸氣和呼氣。

◆慢慢從伸展動作回復到起始姿勢,再重複整套連續動作3次。

◆換左臂進行相同步驟。

注意事項

◆如果肩膀產生不適,維持伸展動作的同時,輕輕用手按壓,不做牽引。

效益

◆減輕肩帶肌肉緊繃。

◆強化肩關節。

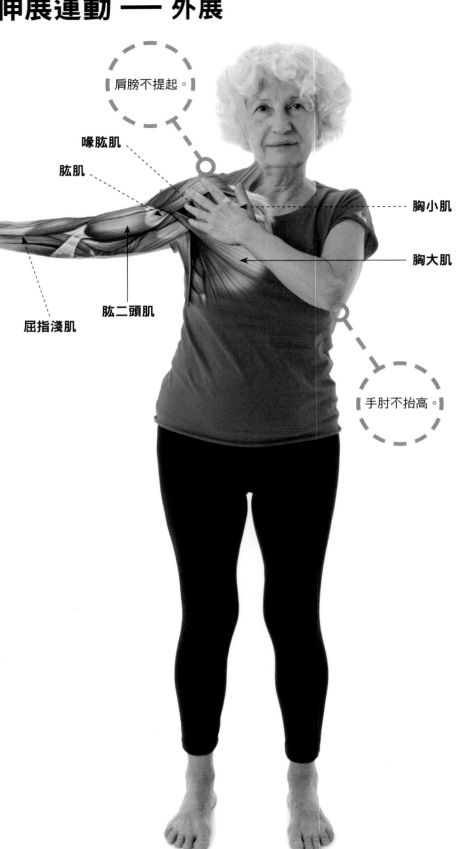

肩膀不提起。

喙肱肌

肱肌

胸小肌

胸大肌

屈指淺肌

肱二頭肌

手肘不抬高。

肩膀與手肘靜態伸展運動 —— 內收

起始姿勢

◆採取起始姿勢1或2。

技巧

◆將右手放在左肩上，然後將左手放在右肘上。

◆用左手將右肘推向左肩。

◆持續伸展動作10～15秒鐘。

◆然後停止推動，幾秒鐘後再重複連續動作3次。

◆換左臂進行相同步驟。

注意事項

◆肩膀不適者維持伸展動作，但無需推手肘。

效益

◆改善肩關節的活動度和穩定性。

◆緩解肩膀伸張之後可能出現的不適。

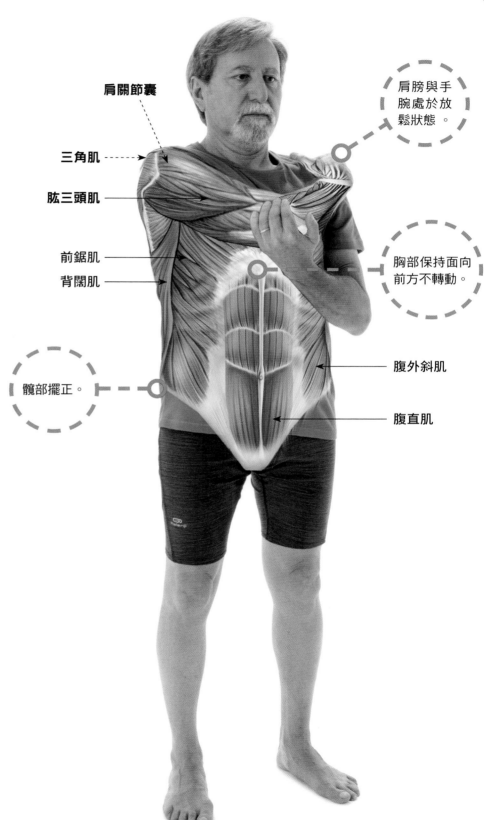

肩關節囊

三角肌

肱三頭肌

前鋸肌

背闊肌

肩膀與手腕處於放鬆狀態。

胸部保持面向前方不轉動。

腹外斜肌

腹直肌

髖部擺正。

肩膀、手肘與手腕靜態伸展運動 —— 伸張

起始姿勢

◆採取起始姿勢1。

技巧

◆手臂往後移，進行肩後推和肩膀內旋動作。雙手在背後相接，手指交扣。

◆吸氣，同時將手和手臂朝上向後伸展，與軀幹分離。雙手交織，拉著手臂。

◆持續伸展動作，同時慢慢吸氣和呼氣。一邊呼氣，一邊放下手臂和鬆開雙手，直到回復起始姿勢。

◆再重複整套連續動作3次。

效益

◆預防、輔助矯正脊柱過度後凸（駝背）。

◆放鬆肩膀和擴展胸腔。

◆增強手肘和手腕的柔軟度。

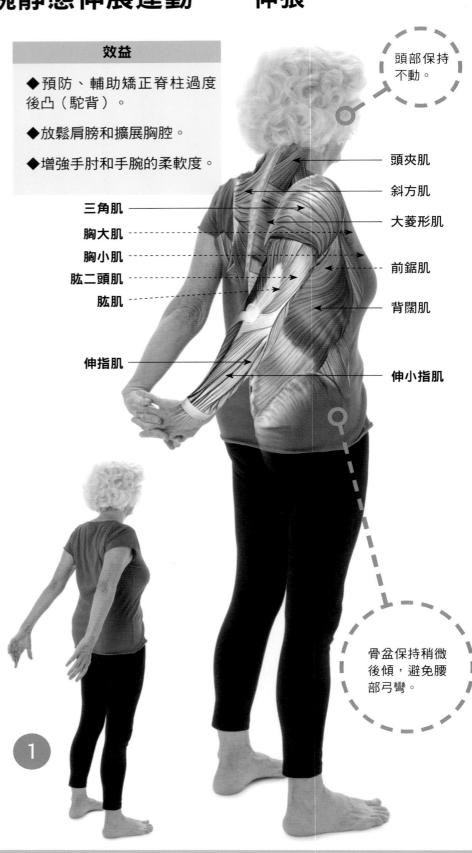

頭部保持不動。

頭夾肌

斜方肌

三角肌

大菱形肌

胸大肌

胸小肌

前鋸肌

肱二頭肌

肱肌

背闊肌

伸指肌

伸小指肌

骨盆保持稍微後傾，避免腰部弓彎。

注意事項

◆如果肩膀有問題，手臂可以抬低一點，維持伸展動作，但無需用手拉，手肘可以保持彎曲。

◆肩膀疼痛及（或）動作有限者，可直接進行溫和變化版。

變化

1 溫和變化版
雙手合攏有困難者，可採兩手鬆開進行的變化版。

①

手肘、手腕與手指靜態伸展運動 —— 伸張

起始姿勢

◆採取起始姿勢1或2。

技巧

◆雙臂伸張向前，直到手與肩膀同高。

◆雙手手指交扣，手腕向內旋轉，使手掌朝外；手拉手臂，幫助手臂伸展。

◆持續伸展動作10～15秒鐘。慢慢放下手臂和鬆開雙手，從伸展動作回復到起始姿勢。

◆再重複整套連續動作3次。

注意事項

◆建議指關節疼痛者用手慢慢伸展。

效益

◆協助舒展身體，使疲倦的身體恢復活力。

◆使手和手指放鬆，減少肌肉緊繃。

◆強化手肘。

手肘處於伸展狀態。

胸大肌

肱三頭肌

尺側屈腕肌

橈側屈腕肌

肱橈肌

背闊肌

前鋸肌

腹外斜肌

腹直肌

屈指深肌

屈指淺肌

手腕靜態伸展運動 ── 伸張

起始姿勢

◆採取起始姿勢1或2。

技巧

◆手肘彎曲,肩膀保持放鬆。

◆右手掌心向上,置於腹部前方,左手垂直放在右手上方,掌心朝下。兩手皆手指併攏。

◆左腕慢慢伸張,同時右手將左手往後朝上推,直到右腕與前臂形成90度角。

◆持續伸展按壓動作10～15秒鐘。

◆雙手回復到起始姿勢,再重複整套連續動作3次。

◆雙手位置互換,再度進行整個過程,這次是右腕做伸張動作。

注意事項

◆如果手腕狀態脆弱,最好不要伸展到最大程度,宜維持在低於90度的角度。

效益

◆增進腕關節的柔軟度,強化前臂。

◆緩解手和手指的肌肉緊繃。

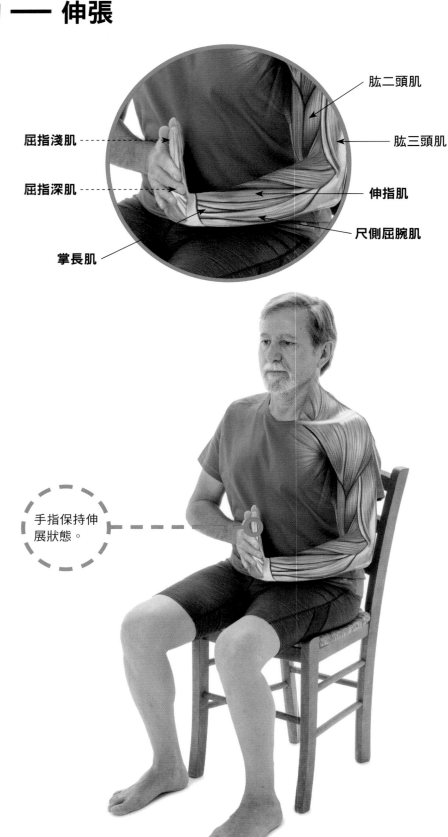

肱二頭肌

肱三頭肌

屈指淺肌

屈指深肌

伸指肌

尺側屈腕肌

掌長肌

手指保持伸展狀態。

手腕靜態伸展運動 ── 屈曲

起始姿勢

◆採取起始姿勢1或2。

技巧

◆手肘彎曲，肩膀保持放鬆。

◆右手張開，以手掌向上的旋前姿勢平放在腹部前方。左手再以手掌向上的旋前姿勢，垂直平放在右手上方。兩手皆手指併攏。

◆左手握拳，彎曲手腕，同時右手覆蓋左手，將左手往後朝上推，直到感覺到手背伸展。

◆持續按壓姿勢5～10秒鐘。

◆手部回復起始姿勢，再重複整套連續動作3次。

◆雙手位置互換，再度進行整個過程，這次是右腕做屈曲動作。

注意事項

◆手腕腱鞘囊腫者切勿進行此一伸展運動。

◆如果伸展運動顯得激烈，維持伸展，但不必按壓。

◆避免使手腕肌肉緊繃，必要時減少屈曲。

效益

◆減少手背肌肉緊繃，讓手指放鬆。

◆強化手腕。

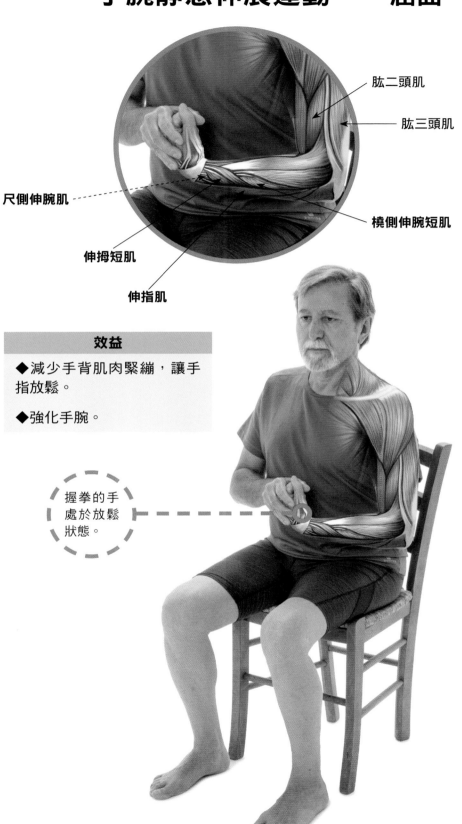

肱二頭肌

肱三頭肌

尺側伸腕肌

橈側伸腕短肌

伸拇短肌

伸指肌

握拳的手處於放鬆狀態。

手指靜態伸展運動 —— 伸張

起始姿勢

◆採取起始姿勢1或2。

技巧

◆手肘彎曲，肩膀保持放鬆。

◆將左手放在胸前，手指朝左彎，再將右掌放在左手手指上。兩手皆手指併攏。

◆右手以緩慢漸進的方式，將左手手指往後推，進行左手手指的伸張動作。

◆持續伸展動作，然後溫和按壓10〜15秒鐘。

◆手部回復起始姿勢，再重複整套連續動作3次。

◆雙手位置互換，再度進行整個過程，這次伸展的是右手手指。

注意事項

◆指關節很小，需要加以保護，因此按壓施力應適度。

效益

◆減少手指和手掌的肌肉緊繃。

◆提升手和手指的活動度，減輕僵硬情形。

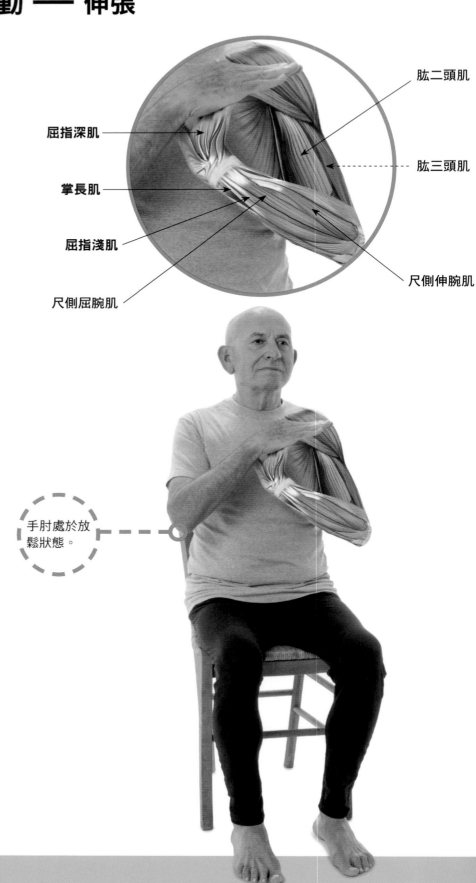

肱二頭肌

屈指深肌

肱三頭肌

掌長肌

屈指淺肌

尺側伸腕肌

尺側屈腕肌

手肘處於放鬆狀態。

手指靜態伸展運動 —— 屈曲

起始姿勢

◆採取起始姿勢1或2。

技巧

◆手肘彎曲，肩膀保持放鬆。

◆將左手放在腹部前方，掌面朝腹部，再將右掌放在左手手背上。兩手皆手指併攏。

◆慢慢彎曲左手手指的第一節指骨，同時，右手按壓在左手手指上方，將它們往內推。每根手指的第二節和第三節保持伸展狀態；拇指靠在食指上。

◆手腕不彎曲，與前臂成一直線。

◆持續伸展動作10～15秒鐘。

◆手部回復起始姿勢，再重複整套連續動作3次。

◆雙手位置互換，這次伸展的是右手手指，再度進行整個過程。

注意事項

◆對手指進行的按壓動作必須非常溫和，若有不適，伸展運動時只要維持手與手指接觸，無需按壓。

效益

◆使指關節放鬆，緩解指關節肌肉緊繃。

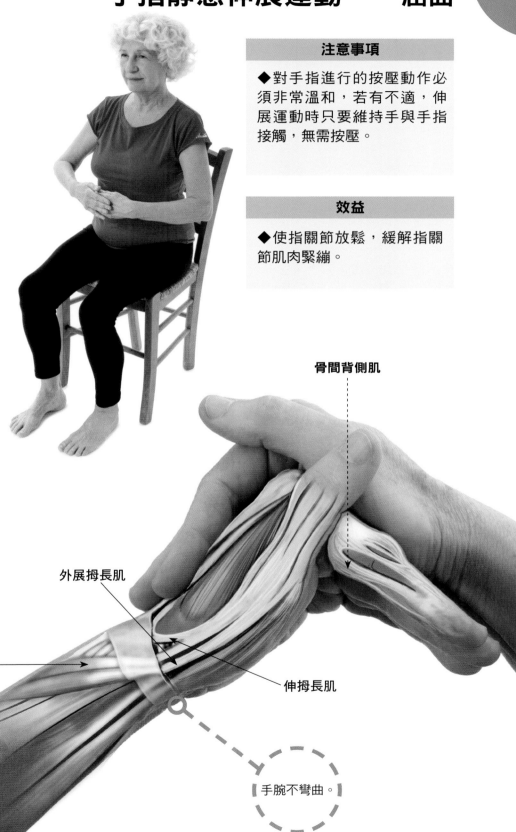

骨間背側肌

外展拇長肌

伸拇短肌

伸拇長肌

手腕不彎曲。

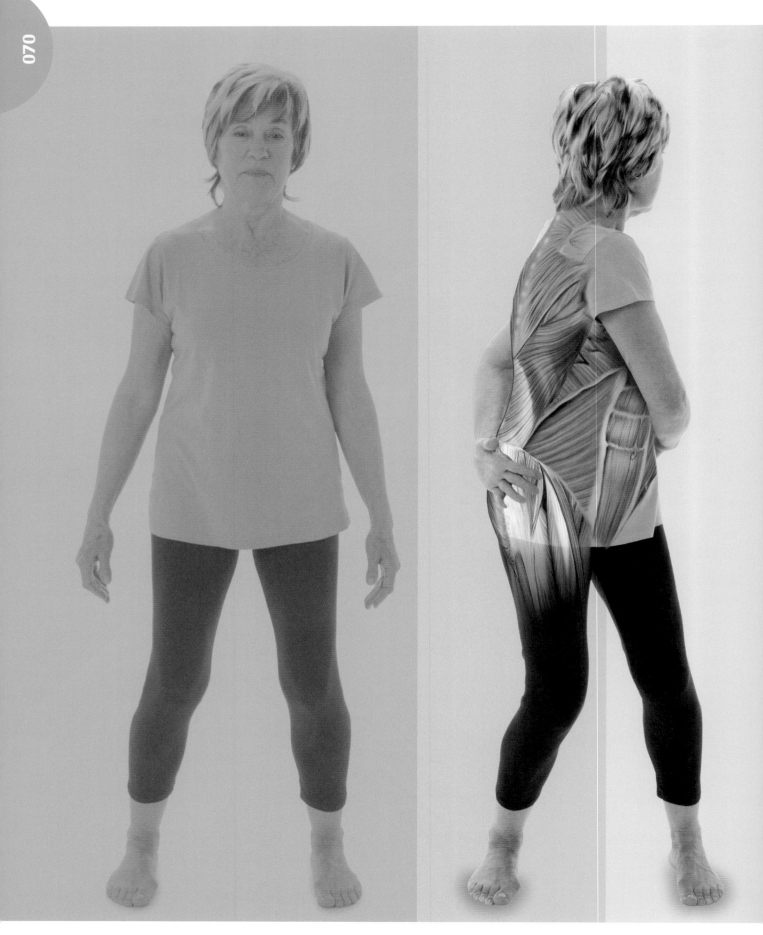

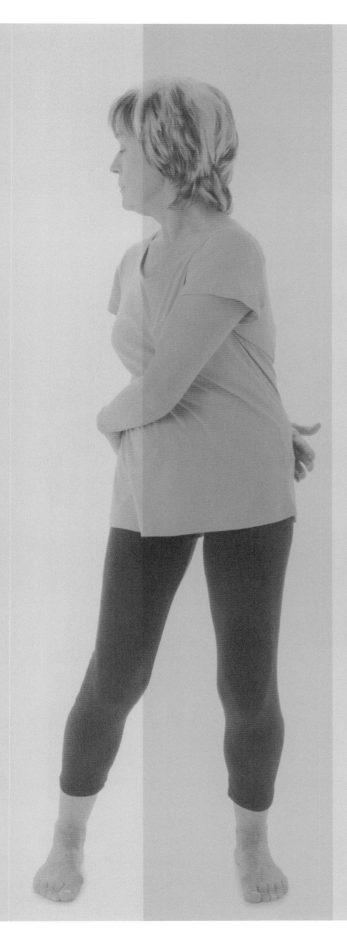

軀幹伸展運動

軀幹是人體解剖的中間部位,具有支撐頭部和固定四肢的作用。它的不同部位各自執行各種重要的功能。

胸部和腹部
胸部和腹部內有極為重要且容易受傷的臟器,因此,除了支撐身體的作用,它們還具有保護功能。

脊柱
脊柱是身體和軀幹的支柱,像是基本軸,讓身體得以保持直立姿勢。它具有良好的柔軟度和活動度,使軀幹能夠在3個活動面(矢切面、額切面和橫切面)執行動作。

骨盆
骨盆支撐軀幹和上半身,是人體的基本結構。脊柱的動作與骨盆有關,骨盆擺放位置也決定身體採取的姿勢。

這個單元提出的伸展運動有助於姿勢再訓練,強化身體的堅實度和穩定度,增強背部的柔軟度,減少肌肉僵硬,使脊椎放鬆,緩解可能的疼痛,以及按摩內臟器官。

軀幹動態伸展運動 —— 屈曲與伸張(地板式) ▶▶▶▶▶

軀幹動態伸展運動 ── 屈曲與伸張（地板式）

起始姿勢

◆四肢著地位在瑜伽墊、毯子或睡墊上。

◆膝蓋分開與髖部同寬，且與髖部成一直線。

◆腳背靠在地板上。

◆手掌撐在地板上，手指朝前，手掌分開與肩膀同寬，且與肩膀對齊。

◆頸椎與胸椎成一直線。

◆下頜處於放鬆狀態。

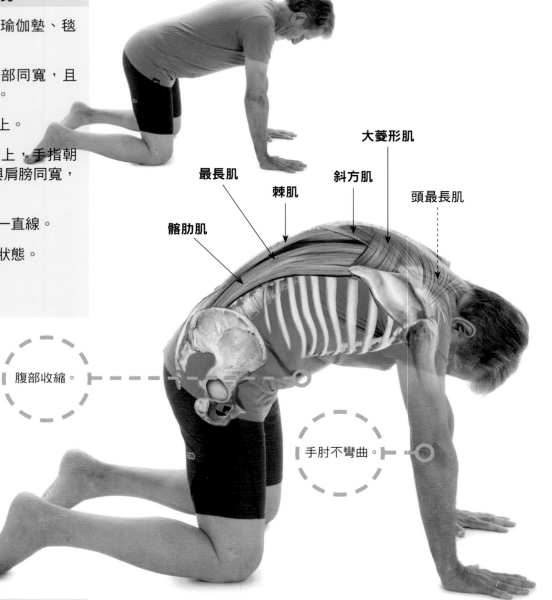

大菱形肌

最長肌

斜方肌

棘肌

頭最長肌

髂肋肌

腹部收縮。

手肘不彎曲。

連續動作

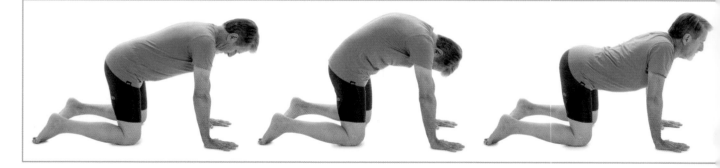

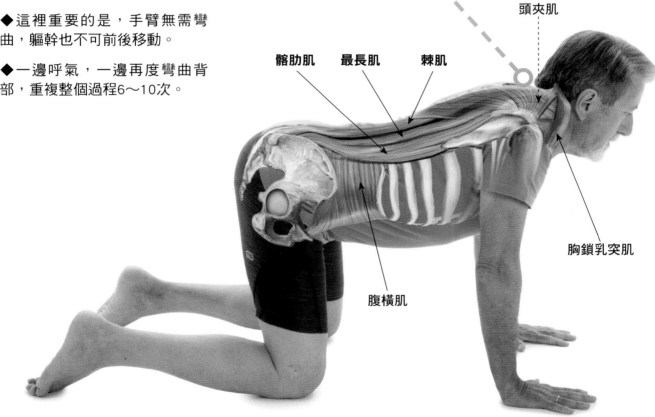

技巧

◆先吸氣，然後呼氣，同時彎曲背部，低頭向下，下巴移向胸部。

◆腹部收縮，進行骨盆後傾的動作。

◆吸氣時，開始進行骨盆前傾的動作，同時伸張背部，抬頭向上，但無需抬起下巴。

◆這裡重要的是，手臂無需彎曲，軀幹也不可前後移動。

◆一邊呼氣，一邊再度彎曲背部，重複整個過程6～10次。

注意事項

◆手腕有傷者最好進行坐椅式伸展運動。

◆如果出現腳部麻木或痙攣，建議以腳尖倚地，而非腳背。

頭部稍微抬起，頸部做最小程度的伸張。

頭夾肌

髂肋肌　最長肌　棘肌

胸鎖乳突肌

腹橫肌

效益

◆緩解背部和頸部不適與疼痛。

◆增進脊柱和骨盆柔軟度。

◆強化手腕。

◆改善與調節消化機能。

軀幹動態伸展運動 ── 屈曲與伸張（坐椅式）

起始姿勢

◆坐在椅子邊緣，背部直立，骨盆稍微後傾，找到坐骨的支撐。

◆頭部直立，與軀幹成一直線，下巴稍微內縮。

◆雙腳朝前，相互平行，與髖部方向一致。

◆雙手放在雙腿上。

◆下頜處於放鬆狀態。

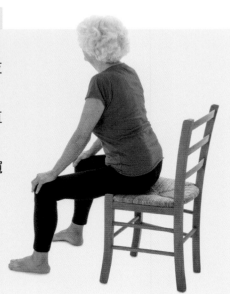

技巧

◆把手放在膝蓋上，手指朝內，雙臂在手肘處彎曲。

◆先吸氣，然後一邊呼氣，一邊彎曲背部，同時頭部下垂，下巴移向胸部。

◆收縮腹部，拱起背部，完成骨盆後傾動作。

◆吸氣時，開始做骨盆前傾動作，同時背部凹下、頭部抬起，但下巴無需抬高。

◆一邊吸氣，一邊彎曲背部，重複整個過程6～10次。

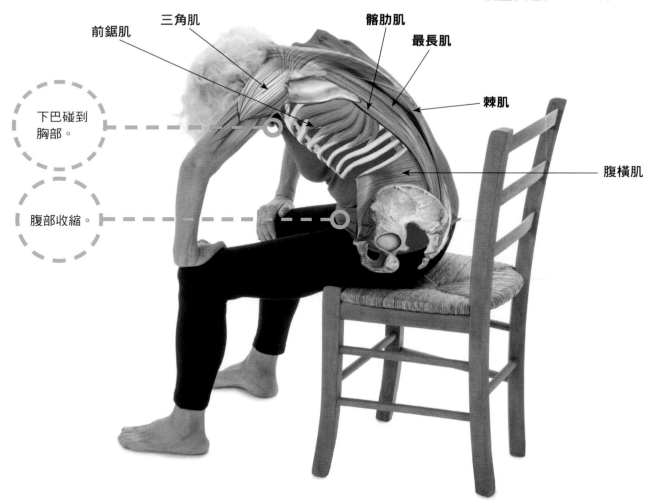

前鋸肌　三角肌　髂肋肌　最長肌　棘肌　腹橫肌

下巴碰到胸部。

腹部收縮。

連續動作

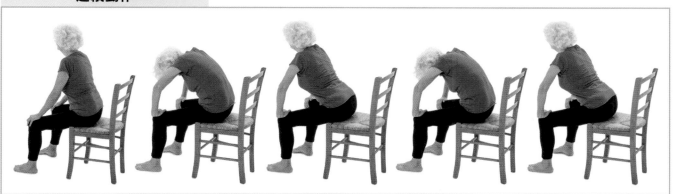

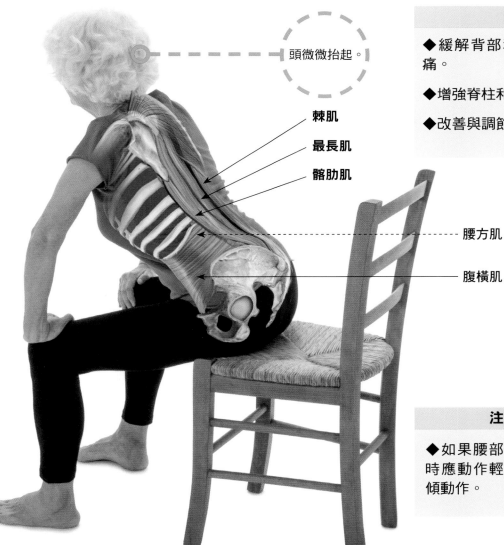

頭微微抬起。

棘肌

最長肌

髂肋肌

腰方肌

腹橫肌

效益

◆緩解背部和頸部不適與疼痛。

◆增強脊柱和骨盆的柔軟度。

◆改善與調節消化機能。

注意事項

◆如果腰部感到不適，伸張時應動作輕柔，且控制好前傾動作。

軀幹動態伸展運動 —— 旋轉

起始姿勢

◆採取起始姿勢1。

技巧

◆雙臂放鬆且半彎曲，軀幹向左旋轉，同時手臂也朝左後方甩動，將軀幹旋轉推至最大程度。左肩進行內旋動作，使手靠在背後；同時，右臂進行內收動作，將右手帶往軀幹左側。

◆持續姿勢數秒鐘，軀幹向右轉回中央。現在朝另一側，重複剛才做的相同動作。

◆雙腳保持不動，朝向前方。

◆重複整個過程6～10次。

效益

◆減輕背部肌肉緊繃，緩解腰部不適。

◆增進肩膀的柔軟度，擴展胸部。

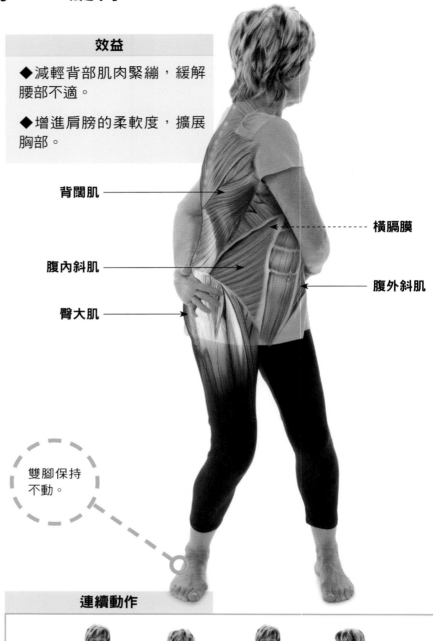

背闊肌

橫膈膜

腹內斜肌

腹外斜肌

臀大肌

雙腳保持不動。

注意事項

◆肩膀不適者，切記謹慎執行手臂向後內旋，可以進行較溫和的軀幹旋轉。

連續動作

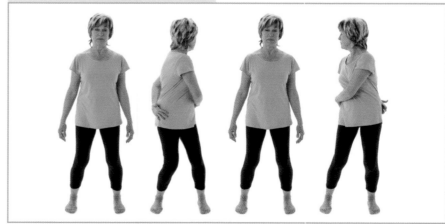

軀幹動態伸展運動 —— 側向傾身

起始姿勢

◆採取起始姿勢1。

技巧

◆左手靠在左側髖部上，手指朝內，舉起右臂，伸展至頭部側邊。

◆一邊吸氣，一邊身體向左傾，注意別往前或往後偏。頭部朝向前方。

◆持續伸展動作幾秒鐘，然後一邊呼氣，一邊回到中央，朝另一側進行相同步驟。

◆重複整個過程6～10次。

注意事項

◆頭部靠在向上伸張的手臂上，以此方式保護頸部。

效益

◆增進體側的柔軟度，消除此部位肌肉緊繃。

◆擴展胸腔，從而提升肺活量。

◆緩解背部不適。

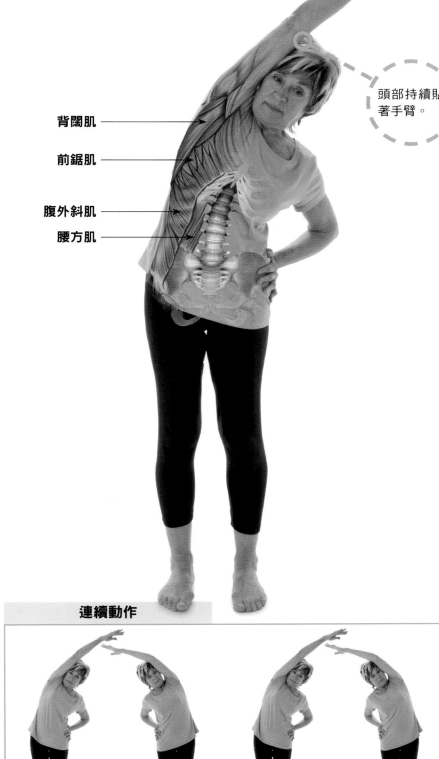

頭部持續貼著手臂。

背闊肌
前鋸肌
腹外斜肌
腰方肌

連續動作

軀幹靜態伸展運動 ── 屈曲（坐椅式）

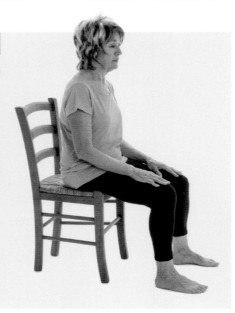

起始姿勢

◆坐在椅子邊緣，背部直立，骨盆稍微後傾，找到坐骨的支撐。

◆頭部直立，與軀幹成一直線，下巴稍微內縮。

◆兩腿分開。雙腳朝前，相互平行，與髖部方向一致。

◆雙手放在大腿上。

◆口微開，下頜放鬆。

效益

◆緩解背部疼痛和不適，增進柔軟度。

◆溫和按摩腹部，有助於改善和調節消化過程。

注意事項

◆做軀幹屈曲動作時，應格外謹慎。如果伸展運動做得不正確，結果會適得其反，可能導致下背部過度緊繃。

技巧

◆做一個緩慢的長吸氣。

◆呼氣時，身體緩慢地朝前向下傾；屈曲動作從下背部和腹部使力。頭部與背部成一直線，手臂隨著動作自然墜至地面。

◆腹部和胸部碰到大腿之後，全身（包括頭部）都已經垂落到底。雙手可以靠在地面、腳上或足踝上。

◆持續伸展動作，同時緩緩地吸氣和呼氣，為時幾秒鐘到大約半分鐘，感覺舒適即可。

◆結束伸展動作時，一邊吸氣，一邊慢慢抬起身體，直到回復起始姿勢。

◆再重複連續動作3次。

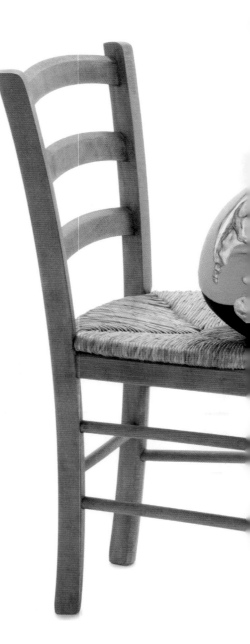

變化版

1 小幅屈曲
如果腹部油脂過多，導致屈曲動作困難或容易出現頭昏或眩暈，可以進行較溫和的伸展運動，改採小幅屈曲動作，雙手始終持續放在膝蓋上，且頭部與背部成一直線。

2 雙腿分開至比髖部更寬
如果腰部狀態脆弱，進行伸展運動時，可以將雙腿分開至比髖部更寬，這會有助於減輕背部負擔，使之放鬆。

3 頭部與背部成一直線
有高血壓、青光眼或眩暈問題者，低頭時須小心，別讓頭部完全垂下去，而是始終保持頭部與背部成一直線。

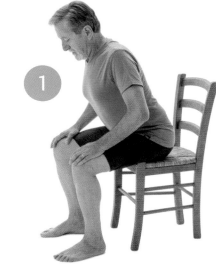

豎脊肌群：

髂肋肌　最長肌　棘肌

前鋸肌

頸夾肌

頭半棘肌

頭夾肌

頭最長肌

三角肌

肱三頭肌

肱二頭肌

腹橫肌

伸指肌

伸小指肌

手臂處於鬆弛狀態。

頭部處於放鬆狀態。

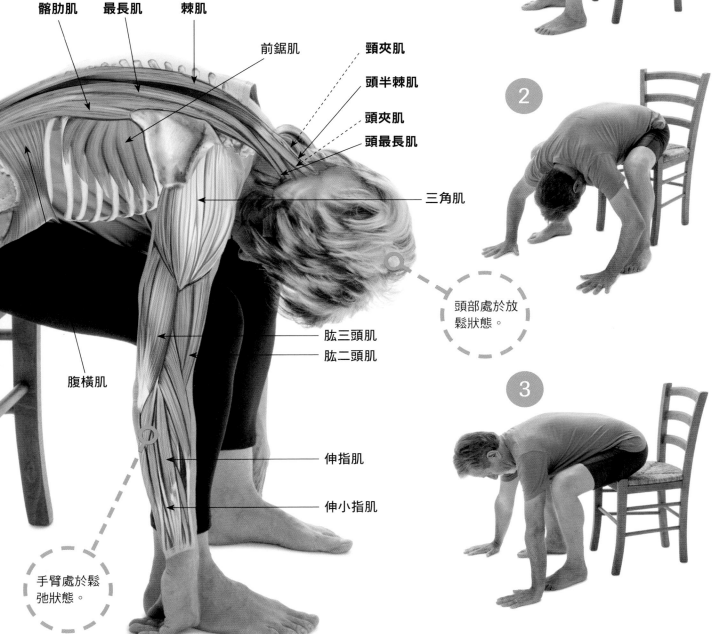

軀幹靜態伸展運動 —— 屈曲（地板式）

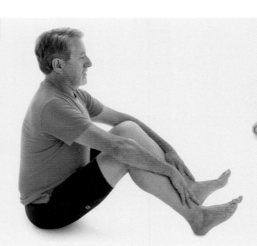

起始姿勢

◆坐在瑜伽墊、毯子或睡墊上，兩腿彎曲分開。雙腳與髖部成一直線，足尖朝上，足跟靠在地板上。

◆背部直立，微微向前傾，身體重量落在坐骨上。

◆口微開，下頜放鬆。

◆使用坐墊可以輔助安坐，同時更容易做出適當的姿勢。

技巧

◆吸氣時，手臂向上舉起；開始呼氣時，手臂與軀幹往下降低，直到兩手觸碰足尖。如果手碰不到腳，可以將手停放在足踝或腿上。

◆降下的動作是從腹部和下背部使力；進行時，維持頭部與背部成一直線，別讓頭部往前墜。

◆此時，確認是否雙腿需要再彎曲一些，或者反而可以更加伸展。

◆持續伸展動作，同時慢慢地吸氣和呼氣，維持幾秒鐘到半分鐘，感覺舒適即可。

◆結束伸展動作時，一邊吸氣，一邊慢慢起身，將雙手挪至腿上，直到回復起始姿勢時再呼氣。

◆再重複連續動作3次。

效益

◆緩解背部疼痛和不適，增進柔軟度。

◆溫和按摩腹部，有助於調節消化過程，以達到最佳狀態。

◆減少腿部肌肉緊張，增進柔軟度。

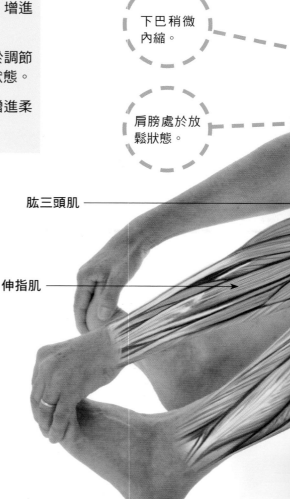

下巴稍微內縮。

肩膀處於放鬆狀態。

肱三頭肌

伸指肌

變化版

1 背部倚靠牆壁
如果做這個屈曲動作需要支撐，可以將背部倚靠牆壁，這樣做也能保護腰部。

2 雙腿分開至比髖部更寬
如果腰部狀態脆弱，進行伸展運動時，可以將雙腿分開至比髖部更寬；這有助於背部大幅屈曲，同時減輕背部負擔，使其放鬆。伸展運動期間，背部盡可能保持挺直，並且別讓頭部墜下。

3 手放在腿上
如果手碰不到腳，可以將手放在腿上或足踝上。

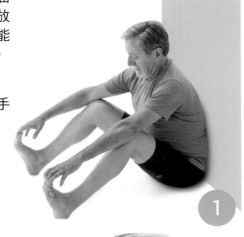

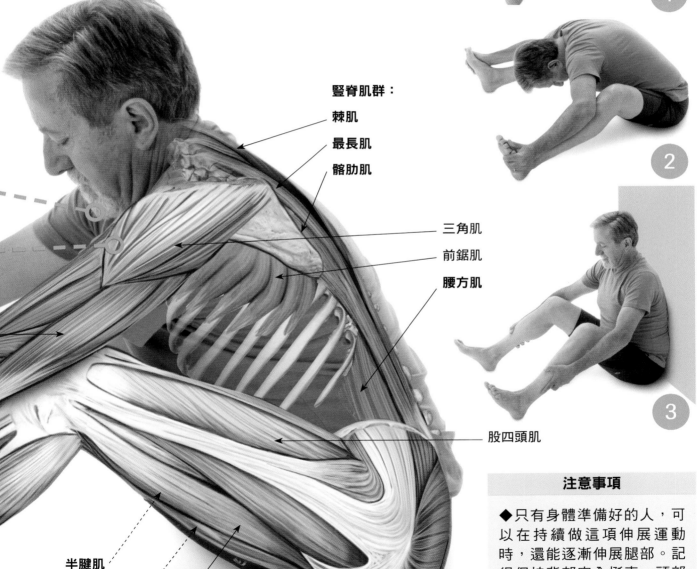

豎脊肌群：
棘肌
最長肌
髂肋肌

三角肌
前鋸肌
腰方肌

股四頭肌

半腱肌
半膜肌
股二頭肌

注意事項

◆只有身體準備好的人，可以在持續做這項伸展運動時，還能逐漸伸展腿部。記得保持背部完全挺直，頭部與背部成一直線。

082

軀幹靜態伸展運動 —— 伸張（坐椅式）

起始姿勢

◆站在椅子後方，身體直立，頭部朝前。將手放在椅背上方，與肩膀對齊。兩腿分開，與髖部同寬，雙腳朝前。

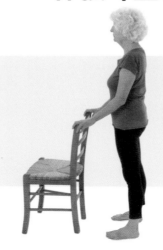

變化版

1 溫和變化版
肩膀與背部不適者，可採此變化版，幾乎無需俯下。

技巧

◆先吸氣，然後呼氣，同時往後退，向地面俯下軀幹，伸張背部和手臂，使雙腿與軀幹形成90度角。骨盆做稍微後傾的動作。

◆溫和持續伸展動作約15～20秒鐘。

◆一邊吸氣，一邊抬起軀幹，直到回復起始姿勢。

◆再重複整個過程3次。

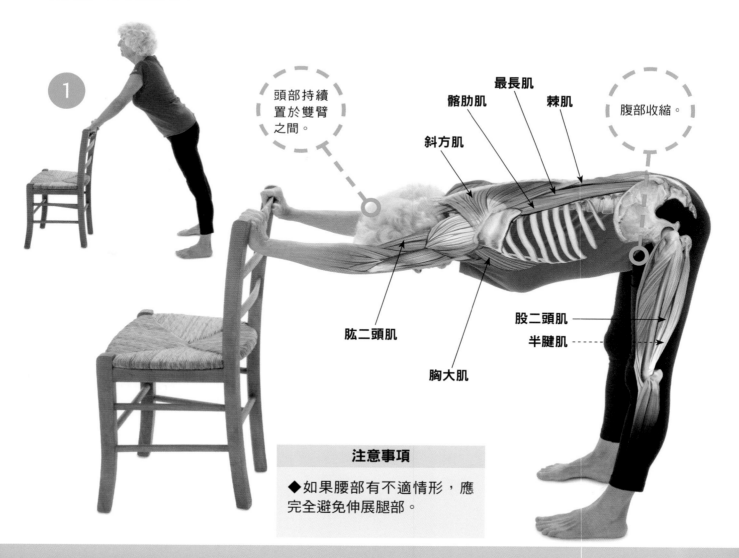

頭部持續置於雙臂之間。

腹部收縮。

最長肌

髂肋肌

棘肌

斜方肌

肱二頭肌

股二頭肌

半腱肌

胸大肌

注意事項

◆如果腰部有不適情形，應完全避免伸展腿部。

軀幹靜態伸展運動 — 伸張（牆壁式）

起始姿勢

◆站在牆壁前面，雙腳朝前，且分開與髖部同寬。彎曲手肘，手肘抬到與肩膀等高，且雙肘分開與肩膀同寬。前臂和手靠在牆壁上。

技巧

◆吸氣時，雙手沿著牆壁向上移動，同時手臂逐漸伸展，胸部愈來愈靠近牆壁。

◆溫和持續伸展動作10～15秒鐘，同時吸氣和呼氣。

◆回復起始姿勢，慢慢放下手臂。

◆再重複整個過程3次。

效益

◆預防與輔助矯正脊柱過度後凸（駝背）。緩解上胸背部疼痛與不適。

◆擴展胸腔。

◆擴大肩膀的活動度。

注意事項

◆肩膀不適者應完全避免伸展手臂。

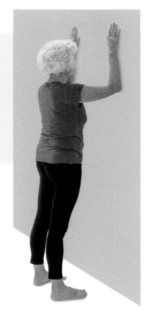

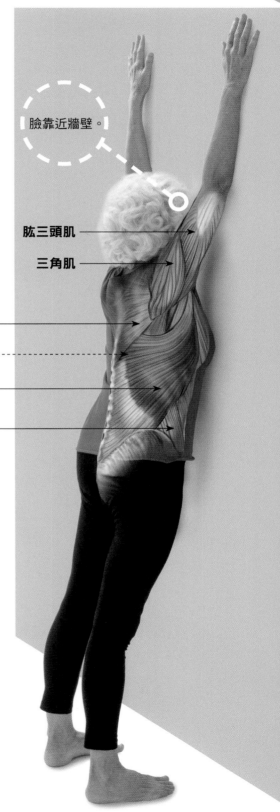

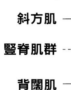
臉靠近牆壁。

肱三頭肌

三角肌

斜方肌

豎脊肌群

背闊肌

腹外斜肌

軀幹靜態伸展運動 —— 旋轉（地板式）

起始姿勢

◆仰臥平躺在地板的毯子、瑜伽墊或睡墊上，兩腿併攏，膝蓋彎曲，雙腳朝前。

◆兩臂張開與身體形成十字，彼此呈90度角。手的位置與肩膀等高，手掌朝向地面。

◆頭部位於身體中軸，下巴稍微內縮，口微開，下頷放鬆。

技巧

◆先吸氣，然後呼氣時，雙腿併攏提向胸部，慢慢往右方地板移動，同時頭部轉向左方，完成背部扭轉的動作。

◆雙手穩固平放在地面。

◆雙腿盡可能靠近手臂，達到扭轉的最大程度，然後保持姿勢20～30秒鐘，同時慢慢地吸氣和呼氣。

◆接下來，將雙腿從地板抬起，直到回復起始姿勢。朝另一側進行相同步驟。

◆再重複整個過程3次。

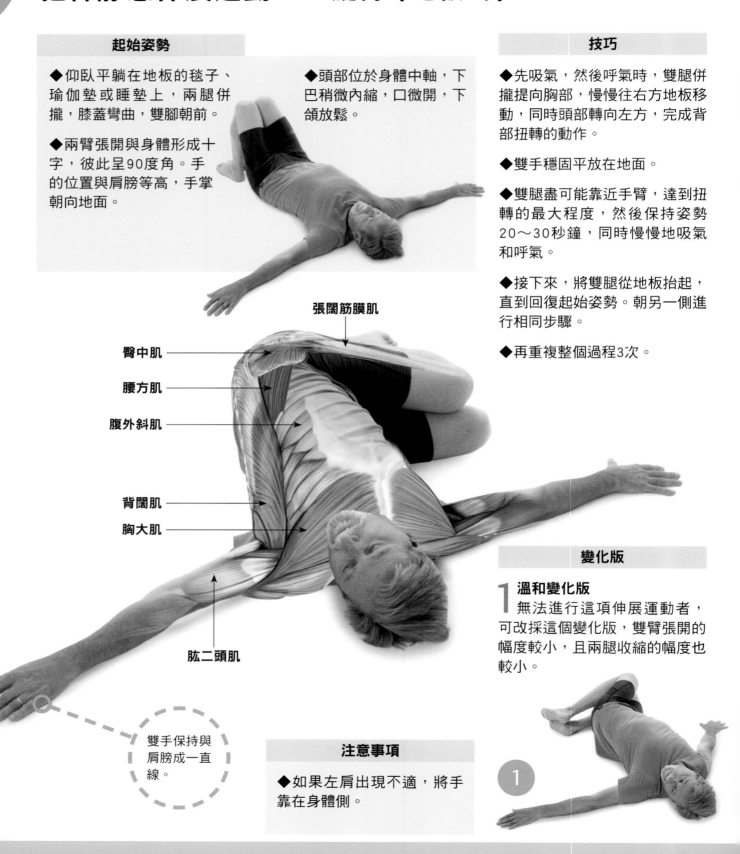

張闊筋膜肌
臀中肌
腰方肌
腹外斜肌
背闊肌
胸大肌
肱二頭肌

雙手保持與肩膀成一直線。

變化版

1 溫和變化版
無法進行這項伸展運動者，可改採這個變化版，雙臂張開的幅度較小，且兩腿收縮的幅度也較小。

注意事項

◆如果左肩出現不適，將手靠在身體側。

軀幹靜態伸展運動 —— 旋轉（坐椅式）

起始姿勢

◆採取起始姿勢2。

技巧

◆先吸氣，然後呼氣時，軀幹向右轉。手臂隨著身體扭轉而移動，左手靠著椅座，右手扶著椅背。頭部也向右轉。

◆保持姿勢15～20秒鐘，同時慢慢地吸氣和呼氣。

◆回復起始姿勢，朝另一側進行相同動作。

◆再重複整個過程3次。

注意事項

◆頸部有問題者，應避免過度轉動頭部。

◆膝蓋脆弱者，請將雙腳移往扭轉側。

效益

關於兩個軀幹旋轉伸展運動：

◆緩解腰部不適，使脊椎放鬆。

◆矯正脊柱過度前凸。

◆達成腹部扭轉，改善消化過程。

◆擴展胸部。

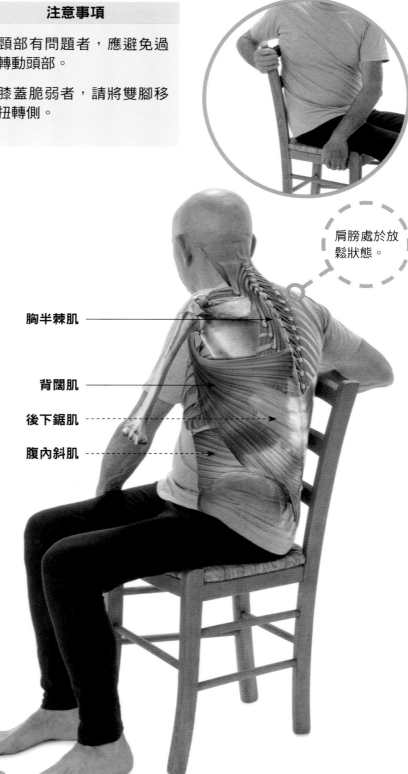

肩膀處於放鬆狀態。

胸半棘肌

背闊肌

後下鋸肌

腹內斜肌

雙腳保持向前。

軀幹靜態伸展運動 —— 側向傾身（坐椅式）

起始姿勢

◆採取起始姿勢2。

技巧

◆向上抬起右臂，直到與頭部相接。一邊吸氣，一邊身體向左傾，頭部保持向前。隨著身體傾斜，半彎曲的右臂位處頭頂上。

◆左手扶著椅腳。

◆持續伸展動作10～15秒鐘，同時慢慢地吸氣和呼氣，然後回復起始姿勢。朝另一側進行相同步驟。

◆再重複整個過程3次。

注意事項

◆伸展時，務必使用非常穩固的椅子，避免進行側向傾身動作時翻倒。

◆肩膀有問題者，無需將手臂帶往頭部，讓手臂處於較低的位置，感覺舒適即可。

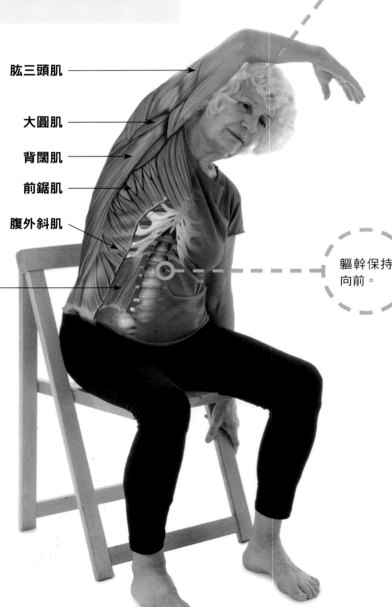

別讓頭部下垂。

肱三頭肌

大圓肌

背闊肌

前鋸肌

腹外斜肌

腰方肌

軀幹保持向前。

效益

關於兩個軀幹側向傾身伸展運動：

◆增進體側柔軟度，消除其肌肉緊繃。

◆擴展胸腔，增進肺活量。

◆緩解背部不適。

軀幹靜態伸展運動 ── 側向傾身（牆壁式）

起始姿勢

◆站在牆壁旁邊，身體左側與牆壁平行，雙腳併攏，骨盆稍微後傾。

◆左手靠在牆壁上，手臂彎曲。

技巧

◆抬起右臂至頭部旁側。

◆一邊吸氣，一邊將髖部右側向外移，同時軀幹往牆壁斜傾，右手手指靠在牆壁上。別讓頭部墜下，保持頭部與手臂相接。

◆持續伸展動作10～15秒鐘，同時慢慢地吸氣和呼氣，然後回復起始姿勢。朝另一側進行相同步驟。

◆再重複整個過程3次。

注意事項

◆如果背部感到不適，雙腳分開，兩腿微彎。

變化版

1 溫和變化版
肩膀有問題者，可採這個變化版，左前臂無需抬高，髖部右側只微微向外移。

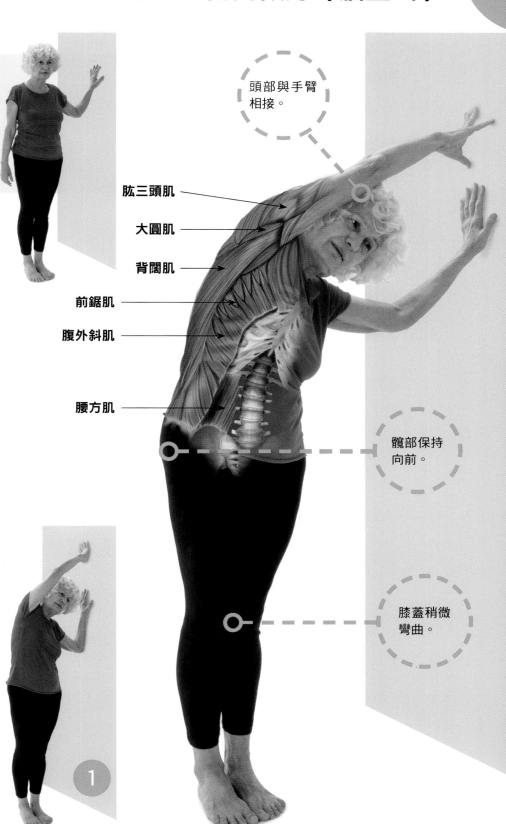

頭部與手臂相接。

肱三頭肌

大圓肌

背闊肌

前鋸肌

腹外斜肌

腰方肌

髖部保持向前。

膝蓋稍微彎曲。

1

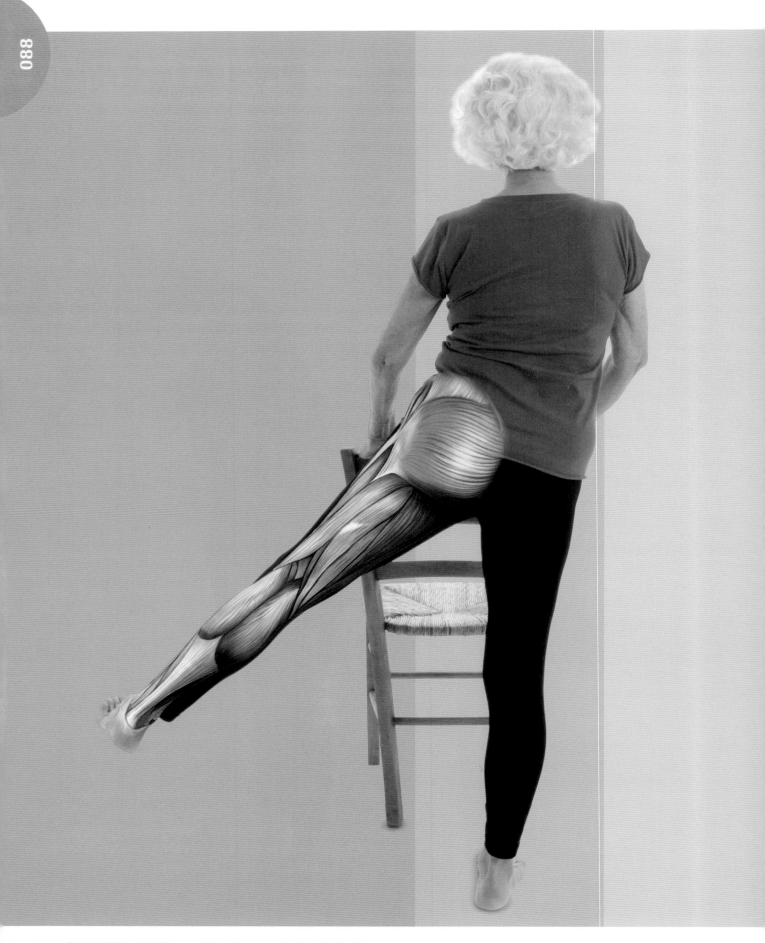

◀◀◀◀◀ 軀幹靜態伸展運動 —— 側向傾身（坐椅式與牆壁式）

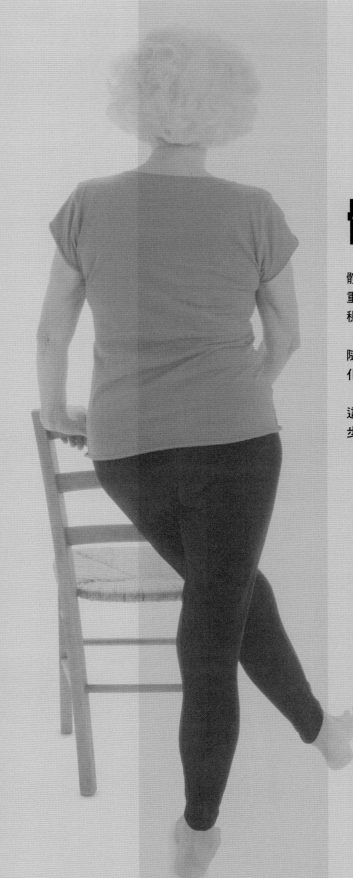

髖部伸展運動

髖關節接合骨盆與股骨，對於持續站立、挺直和行走至關重要。髖關節寬廣的動作範圍，為身體提供了支撐體重的穩定性。

隨著年紀和缺乏健身運動，髖部會失去柔軟度而逐漸僵化。髖部僵硬會影響到背部、膝蓋和腳。

這個單元介紹的伸展運動，有助於恢復髖部柔軟度、改善步態與平衡，以及減輕部位可能出現的疼痛和病理。

髖部動態伸展運動 ── 屈曲與伸張

起始姿勢

◆採站姿,身體左側與椅背平行,左手靠在椅背上緣。

◆雙腳分開與髖部同寬,朝向前方。

技巧

◆抬起右腿向前伸展,進行髖部屈曲動作。

◆維持姿勢數秒鐘,接著右腿不彎曲,往後上方移,使髖部處於伸張狀態。短暫持續伸展動作。

◆重複連續動作10~20次。

◆換成左腿進行整個過程。

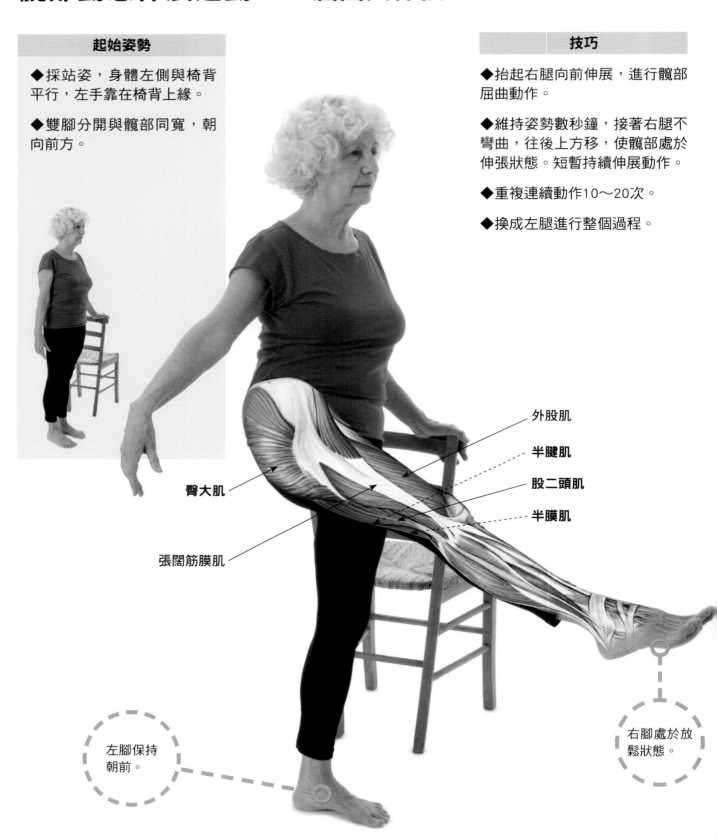

外股肌

半腱肌

股二頭肌

半膜肌

臀大肌

張闊筋膜肌

左腳保持朝前。

右腳處於放鬆狀態。

連續動作

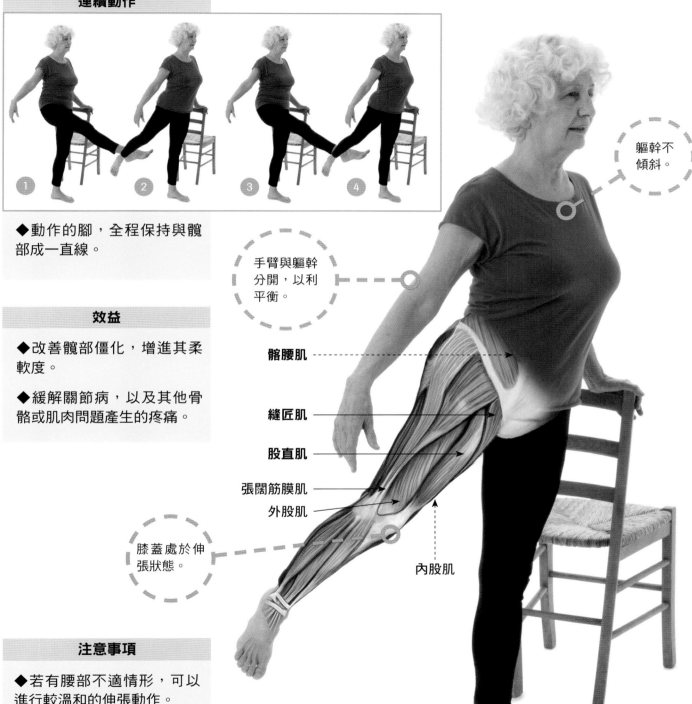

◆動作的腳，全程保持與髖部成一直線。

效益

◆改善髖部僵化，增進其柔軟度。

◆緩解關節病，以及其他骨骼或肌肉問題產生的疼痛。

注意事項

◆若有腰部不適情形，可以進行較溫和的伸張動作。

軀幹不傾斜。

手臂與軀幹分開，以利平衡。

髂腰肌

縫匠肌

股直肌

張闊筋膜肌

外股肌

膝蓋處於伸張狀態。

內股肌

髖部動態伸展運動 ── 內旋與外旋

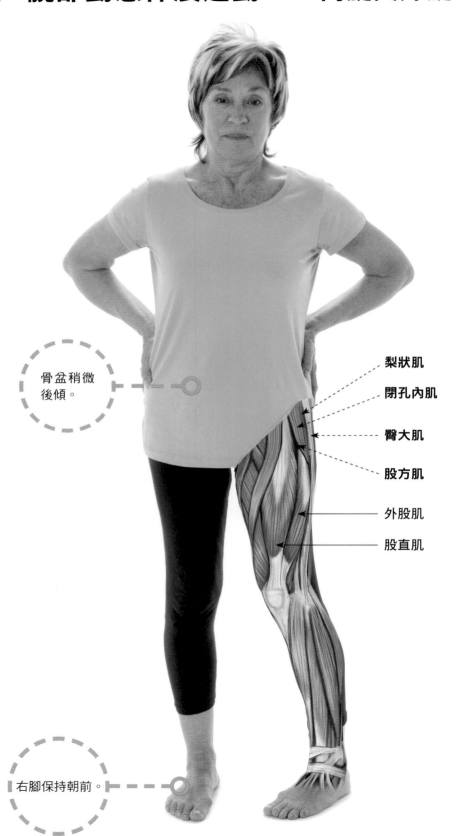

骨盆稍微
後傾。

梨狀肌

閉孔內肌

臀大肌

股方肌

外股肌

股直肌

右腳保持朝前。

技巧

◆雙手扠腰。

◆將左腳轉向朝內,進行髖部內旋動作,持續這個姿勢幾秒鐘。

◆然後,將左腳移向朝外,進行髖部外旋動作,短暫持續伸展動作。

◆重複整套連續動作10～20次。

◆右腿也進行全部過程。

連續動作

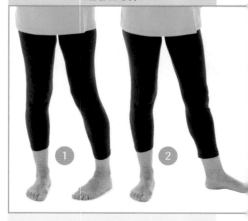

◆由腳主導伸展動作,輪番滑向內側和外側。

效益

◆舒緩髖部不適，消除髖部肌肉緊繃。

注意事項

◆如果膝蓋狀態脆弱，請縮小腳的移動程度。

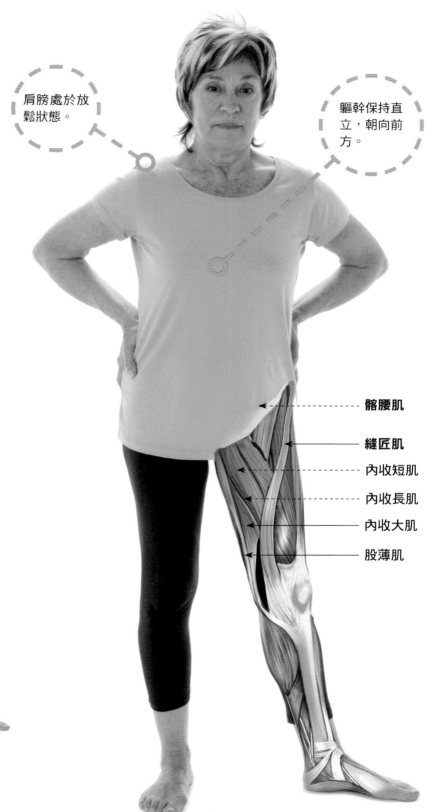

肩膀處於放鬆狀態。

軀幹保持直立，朝向前方。

髂腰肌

縫匠肌

內收短肌

內收長肌

內收大肌

股薄肌

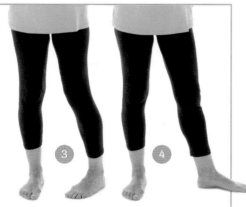

髖部動態伸展運動 ——
內收與外展

起始姿勢

◆站在椅背後方，雙手靠在椅背上緣。

◆雙腳分開與髖部同寬，朝向前方。

軀幹保持不動。

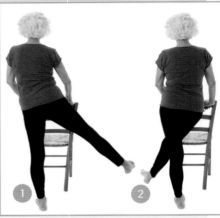

① ②

◆從一側移至另一側的腿部動作，應以緩慢、規律而連續的方式進行。

內收大肌

內收長肌

內收短肌

股薄肌

技巧

◆將伸展的右腿從側面抬起，進行髖部的外展動作。

◆持續姿勢幾秒鐘，接著將伸展的右腿朝左向上移動，使髖部呈內收姿勢，短暫持續伸展動作。

◆重複連續動作10～20次。

◆左腿也進行整個過程。

腓腸肌之外側頭

腓腸肌之內側頭

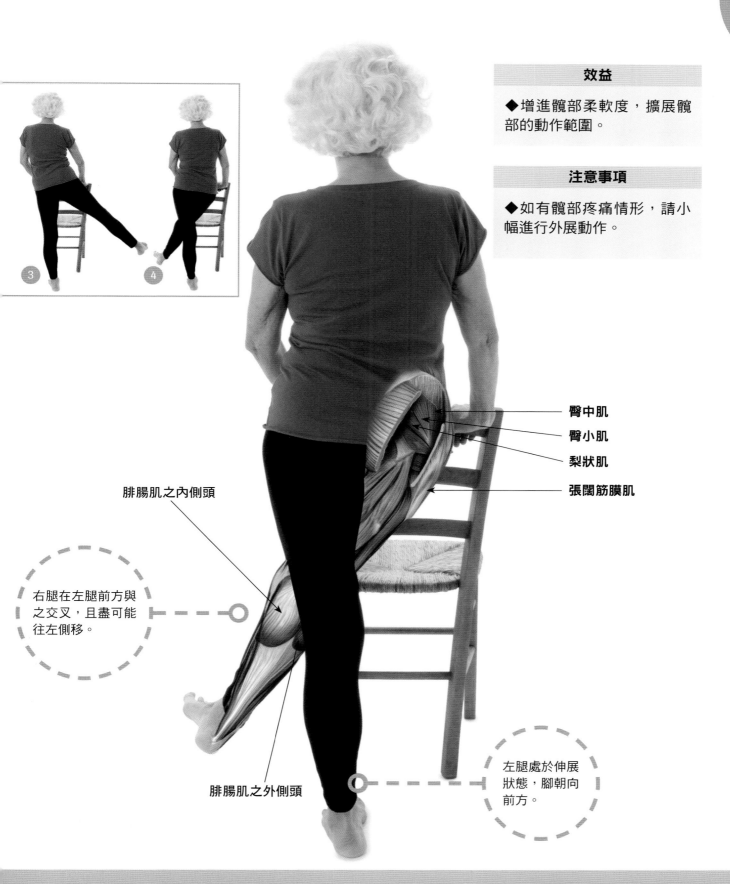

效益

◆增進髖部柔軟度，擴展髖部的動作範圍。

注意事項

◆如有髖部疼痛情形，請小幅進行外展動作。

臀中肌

臀小肌

梨狀肌

張闊筋膜肌

腓腸肌之內側頭

右腿在左腿前方與之交叉，且盡可能往左側移。

腓腸肌之外側頭

左腿處於伸展狀態，腳朝向前方。

髖部動態伸展運動 ── 側向傾身

起始姿勢

◆採取起始姿勢1。

技巧

◆雙手扠腰。

◆彎曲左腿膝蓋,使髖部右側向外傾,左側向內傾。

◆保持這個姿勢幾秒鐘。然後彎曲右腿膝蓋,使髖部左側向外傾,右側向內傾。短暫持續伸展動作。

◆重複整套連續動作10〜20次。

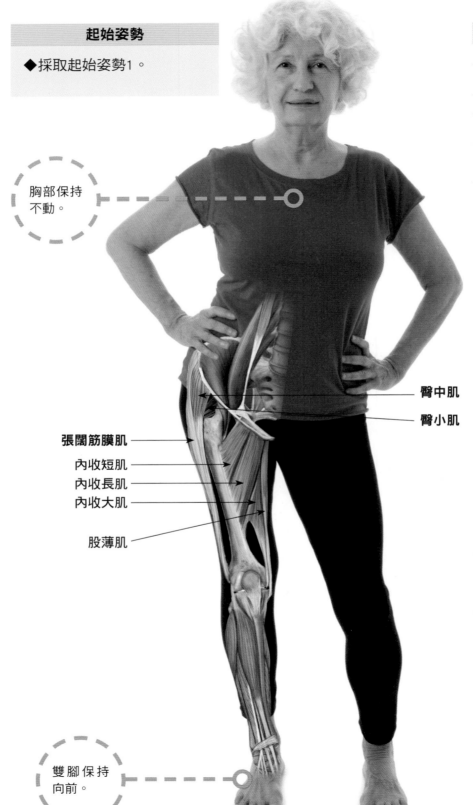

胸部保持不動。

臀中肌
臀小肌

張闊筋膜肌
內收短肌
內收長肌
內收大肌
股薄肌

雙腳保持向前。

連續動作

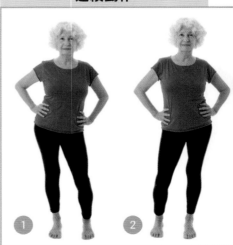

1 2

◆由膝蓋輪流彎曲以主導動作。

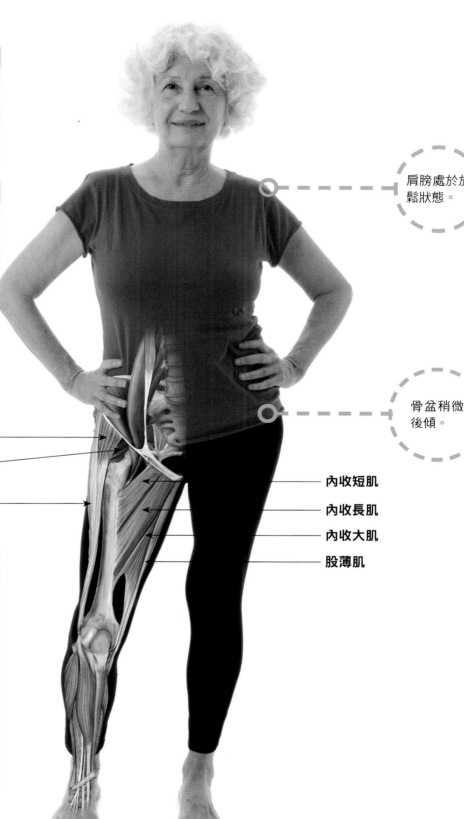

效益

◆ 使髖部放鬆，減少僵硬。

◆ 緩解和減少部位疼痛與不適。

注意事項

◆ 確保膝蓋彎曲，以避免僵硬和不適。

肩膀處於放鬆狀態。

骨盆稍微後傾。

臀中肌

臀小肌

闊筋膜張肌

內收短肌

內收長肌

內收大肌

股薄肌

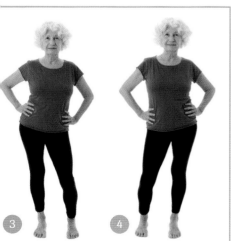

髖部動態伸展運動 —— 後傾與前傾

起始姿勢

◆採取起始姿勢1。

◆先將雙手扠腰，骨盆稍微後傾。

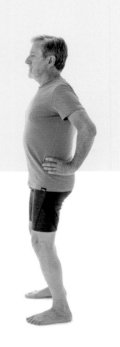

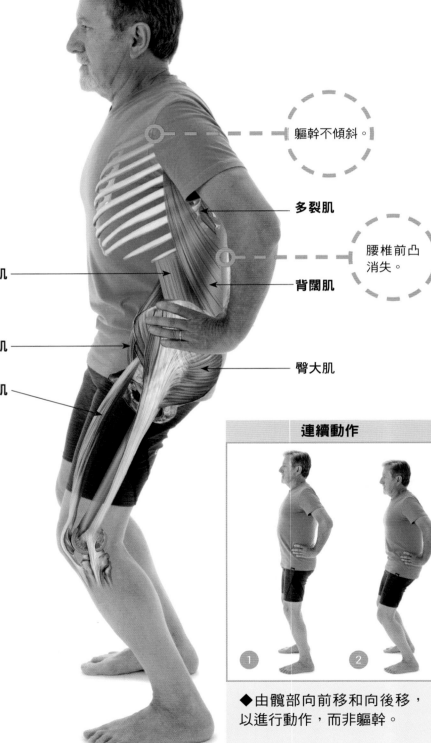

軀幹不傾斜。

多裂肌

腰椎前凸消失。

腰方肌

背闊肌

髂腰肌

臀大肌

股直肌

技巧

◆先吸氣，然後呼氣時，骨盆向後移，且在腿部膝蓋彎曲時，做大幅的後傾動作。

◆保持姿勢幾秒鐘，然後在吸氣時，回復起始姿勢，接著將骨盆向前移，呈前傾姿勢，短暫持續伸展動作，然後回到起始姿勢。

◆重複連續動作10～20次。

連續動作

1   2

◆由髖部向前移和向後移，以進行動作，而非軀幹。

效益

◆鬆弛髖部和骨盆。

◆消除腰部肌肉緊繃以及不適，緩解下背痛。

◆提升肺活量。

注意事項

◆如果腰部不適，請以較溫和的方式進行後傾動作。

◆若有呼吸方面的問題，進行伸展運動時，無需顧及呼吸階段的建議。在整個練習過程中，以溫和而緩慢的方式呼吸。

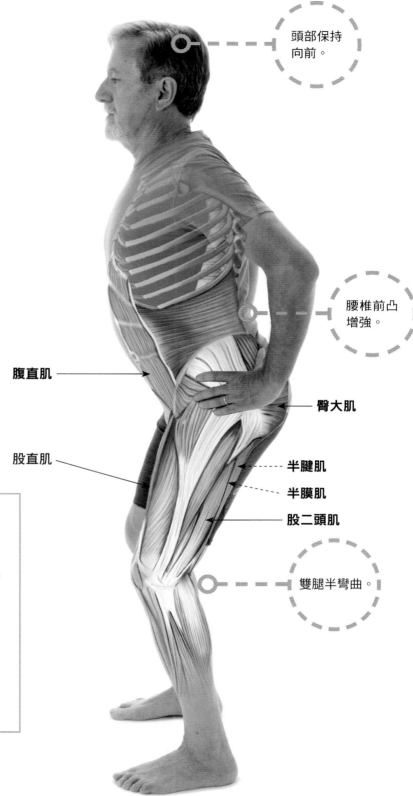

頭部保持向前。

腰椎前凸增強。

腹直肌

臀大肌

股直肌

半腱肌

半膜肌

股二頭肌

雙腿半彎曲。

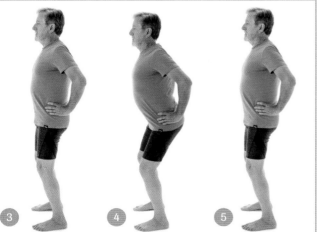

髖部靜態伸展運動 ── 仰臥位屈曲

起始姿勢

◆採取起始姿勢3。

效益

關於仰臥位和側臥位屈曲：

◆使髖部放鬆，增強其柔軟度。

◆緩解下背痛和坐骨神經痛問題。

技巧

◆將左腳從地面抬起，雙手手指交扣，環抱左膝。將左腳抬向胸部，完成髖部屈曲的動作。

◆用手壓在膝蓋上，膝蓋靠向胸部，持續伸展動作10～15秒鐘。

◆回復起始姿勢，再重複整個過程3次。

◆右腿也進行相同步驟。

注意事項

◆右腿保持彎曲，以避免腰部不適。

◆頭部持續靠在地面，無需向後移動，避免造成頸部肌肉緊繃。

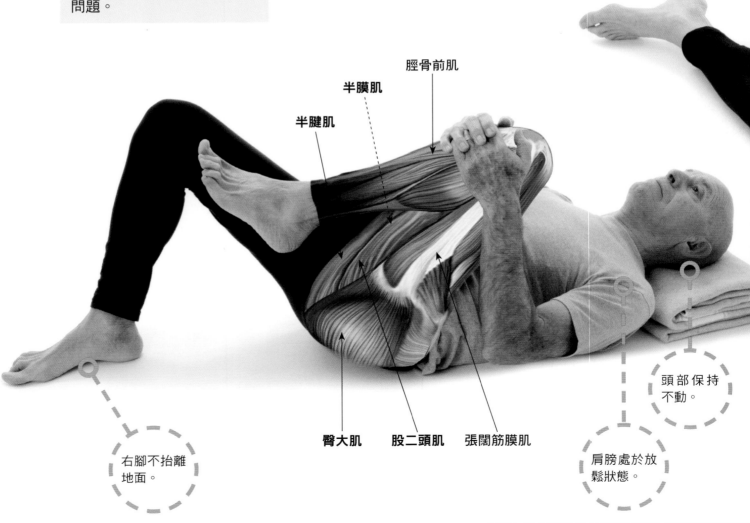

脛骨前肌

半膜肌

半腱肌

臀大肌　　股二頭肌　　張闊筋膜肌

頭部保持不動。

肩膀處於放鬆狀態。

右腳不抬離地面。

髖部靜態伸展運動 —— 側臥位屈曲

起始姿勢

◆採取起始姿勢4。

技巧

◆將右膝抬向胸部，手抓緊膝蓋，進行髖部的屈曲動作。

◆將右腿壓向胸部，然後持續姿勢10～15 秒鐘。

◆回復起始姿勢，再重複整個過程3次。

◆採右側臥，左腿也進行相同步驟。

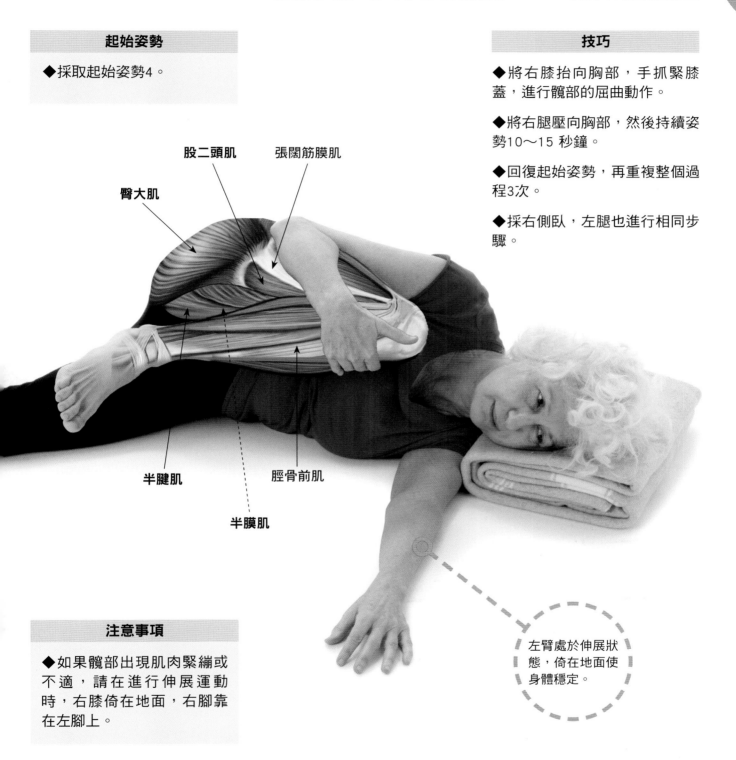

股二頭肌　　張闊筋膜肌

臀大肌

半腱肌

脛骨前肌

半膜肌

左臂處於伸展狀態，倚在地面使身體穩定。

注意事項

◆如果髖部出現肌肉緊繃或不適，請在進行伸展運動時，右膝倚在地面，右腳靠在左腳上。

髖部靜態伸展運動 —— 側臥位伸張

起始姿勢

◆採取起始姿勢4。

效益

◆減少髖部肌肉緊繃，擴展其動作範圍。

技巧

◆右腿向後伸展，做髖部的伸張動作。

◆右手倚著地面，以利平衡。

◆持續伸展動作10～15秒鐘。

◆回復起始姿勢，再重複練習3次。

◆採右側臥，左腿也同樣進行整個過程。

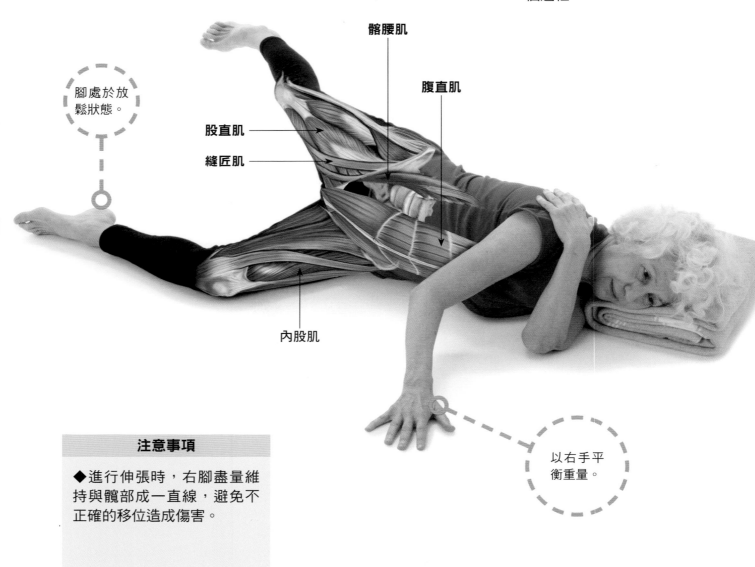

腳處於放鬆狀態。

髂腰肌

腹直肌

股直肌

縫匠肌

內股肌

以右手平衡重量。

注意事項

◆進行伸張時，右腳盡量維持與髖部成一直線，避免不正確的移位造成傷害。

髖部靜態伸展運動 —— 橫傾位伸張

起始姿勢

◆站在牆壁旁邊，身體左側與牆壁平行。

◆右手靠在髖部上，左手倚著牆壁，手臂伸張且與肩膀等高。

◆雙腳朝向前方。

效益

◆增進髖部的柔軟度，使髖部放鬆。

◆緩解關節病，以及其他骨骼或肌肉問題導致的疼痛。

注意事項

◆彎曲右膝很重要，可以避免膝蓋負荷過度。

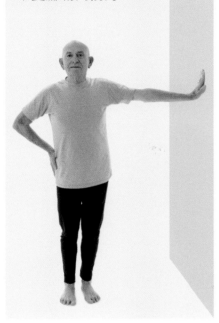

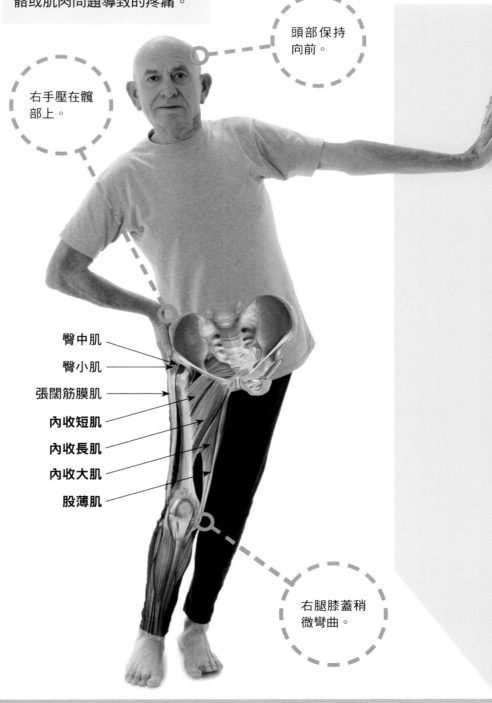

頭部保持向前。

右手壓在髖部上。

臀中肌

臀小肌

張闊筋膜肌

內收短肌

內收長肌

內收大肌

股薄肌

右腿膝蓋稍微彎曲。

技巧

◆先吸氣，然後呼氣時，將髖部移向牆壁，使左髖部進行外側向傾身，右髖部進行內側向傾身。

◆持續伸展動作10～15秒鐘，同時慢慢吸氣和呼氣。

◆吸氣時，回復起始姿勢，再進行伸展運動3次。

◆換邊重複整個過程。

髖部靜態伸展運動 —— 外旋

起始姿勢	技巧	效益
◆採取起始姿勢3。	◆抬起左腳，膝蓋左移，進行髖部的外旋動作。	◆使髖部放鬆，改善髖部動作。

技巧

◆左手握住膝蓋，將膝蓋向外拉。

◆持續伸展動作10～15秒鐘。

◆回復起始姿勢，然後做練習3次。

◆右腿重複整個過程。

注意事項

◆維持左膝往側邊移，而非向上抬，目的是保護髖部，避免過度伸展。

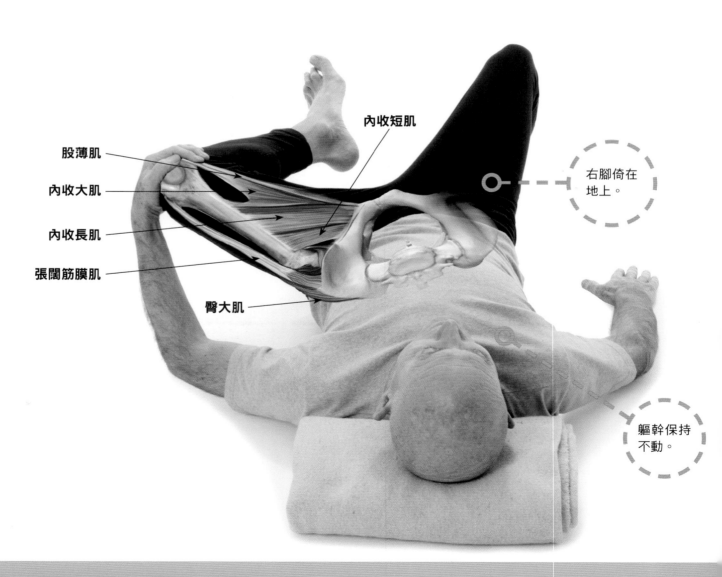

股薄肌

內收大肌

內收長肌

張闊筋膜肌

臀大肌

內收短肌

右腳倚在地上。

軀幹保持不動。

髖部靜態伸展運動 ── 內旋

起始姿勢

◆採取起始姿勢3。

技巧

◆抬起左腳，膝蓋右移，進行髖部的內旋動作。

◆右手握住膝蓋，將膝蓋向內拉。

◆持續伸展動作10～15秒鐘。

◆回復起始姿勢，然後做練習3次。

◆右腿重複整個過程。

注意事項

◆留意右腳別向外移，避免該側髖骨和腰部肌肉緊繃。

效益

◆增進髖部的柔軟度。

◆緩解關節病，以及其他骨骼與肌肉問題產生的疼痛。

◆矯正脊柱過度前凸，緩解下背痛。

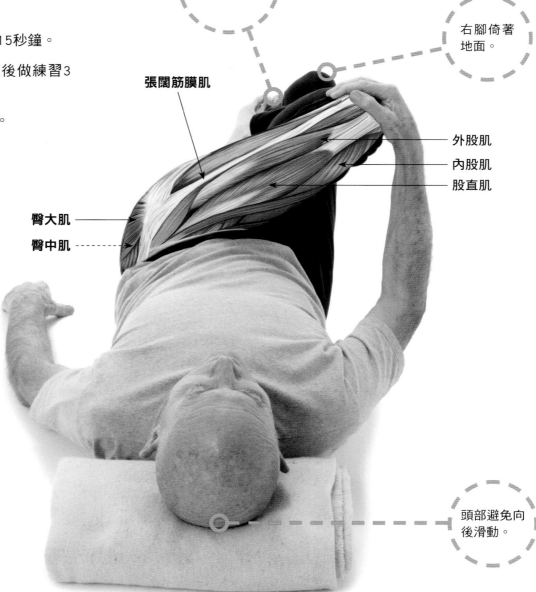

左膝靠在右腳上。

右腳倚著地面。

張闊筋膜肌

外股肌

內股肌

股直肌

臀大肌

臀中肌

頭部避免向後滑動。

髖部靜態伸展運動 — 外展

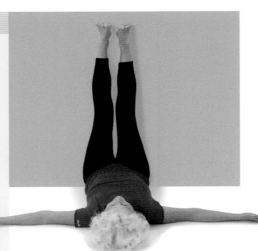

關於外展與內收：

◆仰臥地面，軀幹盡可能靠近牆壁。抬起雙腿靠在牆壁上，雙腿併攏且處於伸展狀態。

◆手臂分置兩側，處於放鬆的伸展狀態。

◆頭部、軀幹和雙腿成一直線。

◆如有需要，可在頭部下方放置支撐物（坐墊或毯子）。

◆雙腿分開兩側，張開至最大程度，進行髖部的外展動作。

◆持續伸展動作10～15秒鐘。

◆回復起始姿勢，再重複進行3次。

◆如果伸展運動顯得激烈，雙腿分開到感覺舒適的一定程度即可，無需達到最大程度。

◆雙腳保持朝前而不落在兩側，這樣有助於髖部處於正確的位置，避免造成傷害。

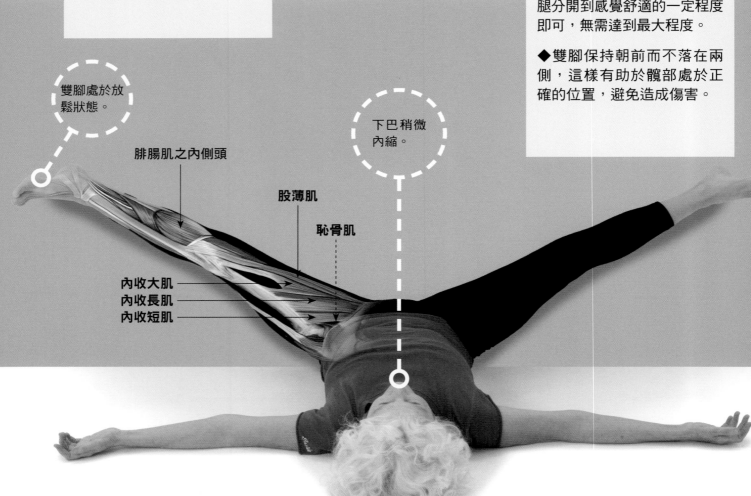

雙腳處於放鬆狀態。

腓腸肌之內側頭

股薄肌

恥骨肌

下巴稍微內縮。

內收大肌

內收長肌

內收短肌

髖部靜態伸展運動 —— 內收

技巧	注意事項	效益
◆雙腿交叉，左腿跨在右腿上方，進行髖部的內收動作。	**關於外展與內收：**	**關於外展與內收：**
◆持續伸展動作10～15秒鐘。	◆如果腰部出現不適，稍微拉開與牆壁的距離，無需將下背部靠在牆壁上，並且在頭部下方放個坐墊。	◆強化髖部，擴展其動作範圍，同時使髖部放鬆。
◆回復起始姿勢，再重複練習3次。		◆改善腿部血液循環。
◆雙腿互換交叉位置，重複整個過程。		◆訓練身體姿勢。

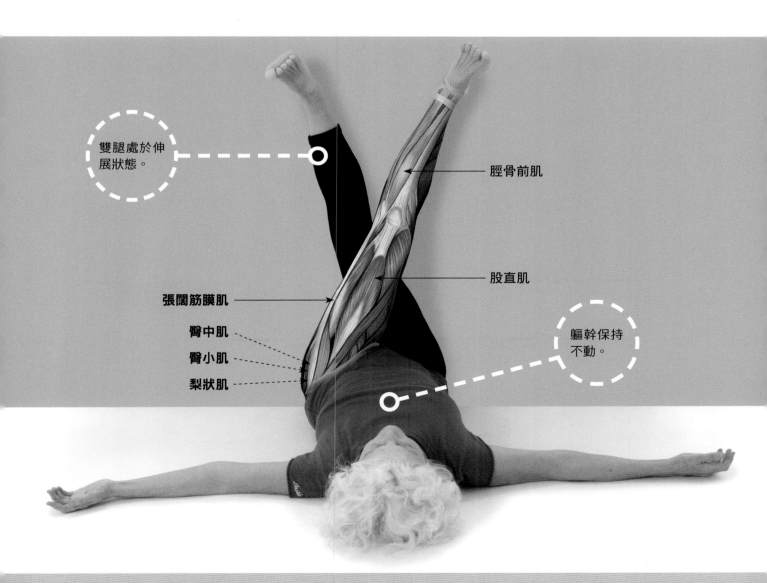

雙腿處於伸展狀態。

脛骨前肌

股直肌

張闊筋膜肌

臀中肌

臀小肌

梨狀肌

軀幹保持不動。

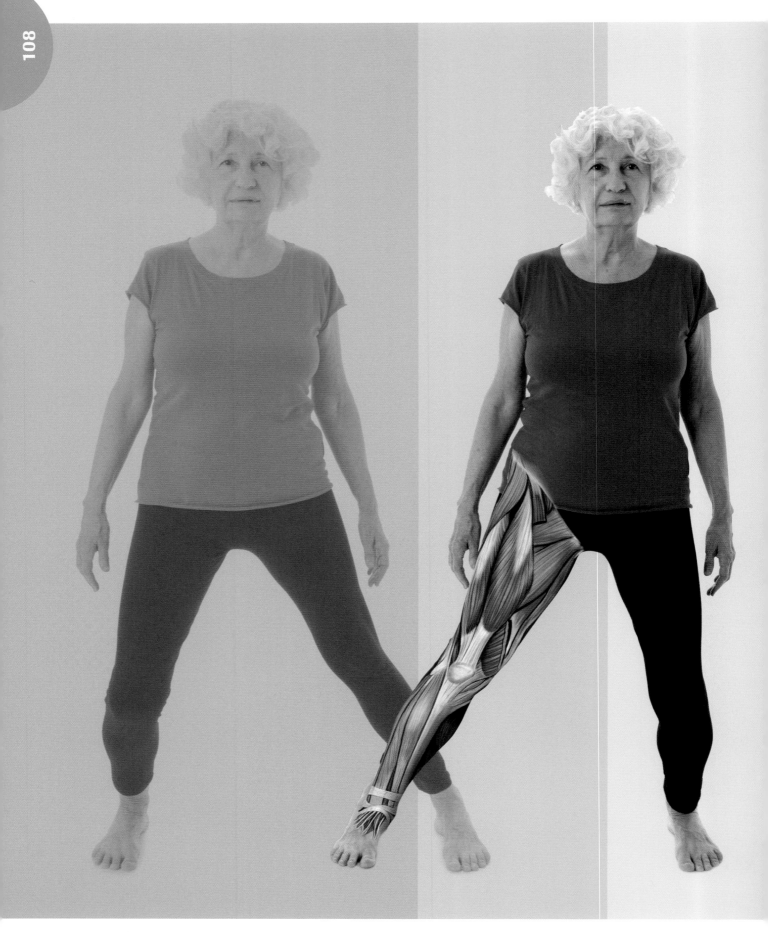

◀◀◀◀◀ 髖部靜態伸展運動 —— 外展與內收

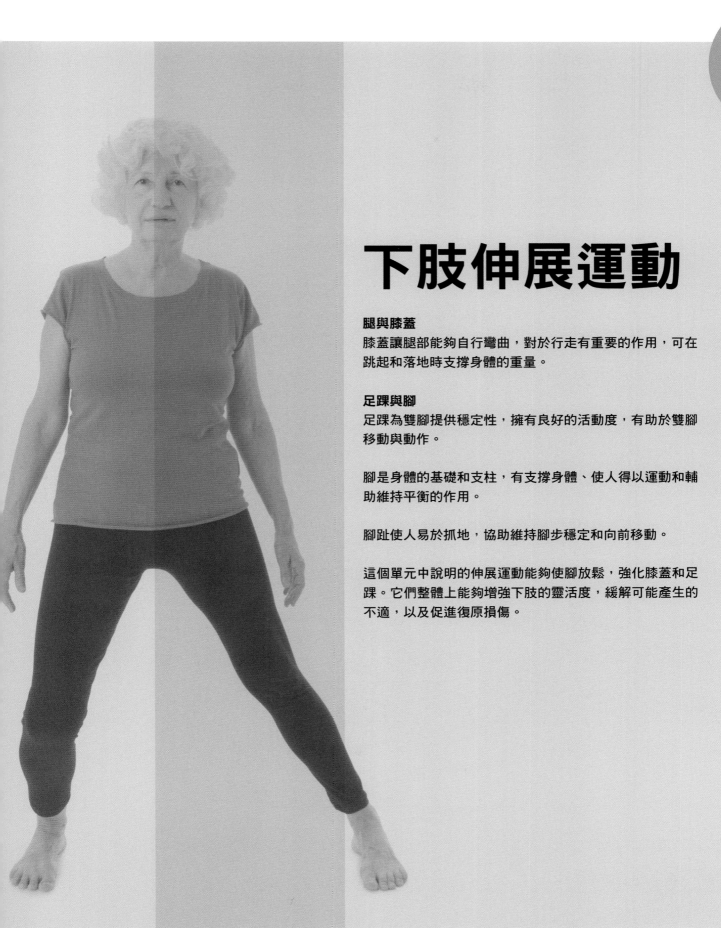

下肢伸展運動

腿與膝蓋

膝蓋讓腿部能夠自行彎曲，對於行走有重要的作用，可在跳起和落地時支撐身體的重量。

足踝與腳

足踝為雙腳提供穩定性，擁有良好的活動度，有助於雙腳移動與動作。

腳是身體的基礎和支柱，有支撐身體、使人得以運動和輔助維持平衡的作用。

腳趾使人易於抓地，協助維持腳步穩定和向前移動。

這個單元中說明的伸展運動能夠使腳放鬆，強化膝蓋和足踝。它們整體上能夠增強下肢的靈活度，緩解可能產生的不適，以及促進復原損傷。

膝蓋動態伸展運動 —— 屈曲與伸張（1）

起始姿勢

◆採站姿，身體右側與椅背平行，右手靠在椅背上緣，左手放在髖部上。

◆雙腳分開，朝向前方。

效益

◆使腿部肌群放鬆，緩解肌肉緊繃。

◆增進膝蓋的柔軟度，改善膝蓋動作。

技巧

◆左腿彎曲，腳向後提，直到與膝蓋成一直線。

◆接下來，向前伸展腿部，伸張膝蓋，持續伸展動作幾秒鐘。

◆重複伸展動作10～20次。

◆右腿也進行整個過程。

注意事項

◆確保扶靠椅子，以保持平衡及安全。

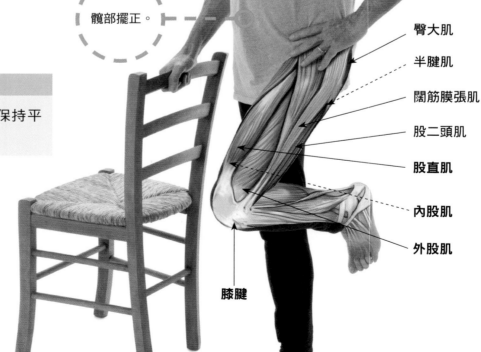

髖部擺正。

臀大肌

半腱肌

闊筋膜張肌

股二頭肌

股直肌

內股肌

外股肌

膝腱

右腳保持向前。

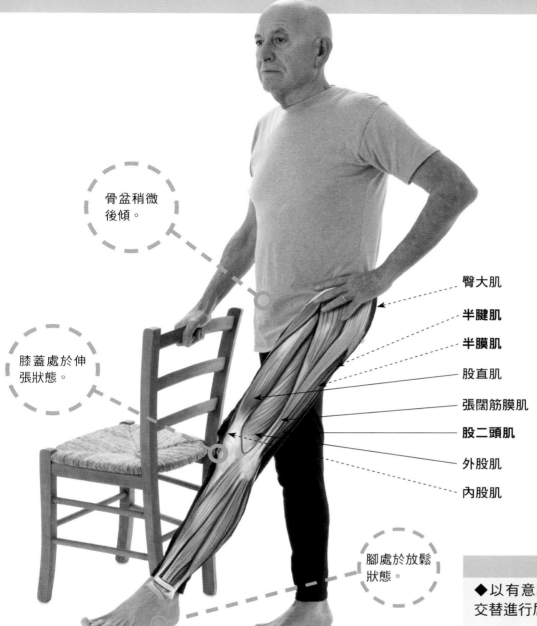

骨盆稍微後傾。

膝蓋處於伸張狀態。

臀大肌

半腱肌

半膜肌

股直肌

張闊筋膜肌

股二頭肌

外股肌

內股肌

腳處於放鬆狀態。

連續動作

◆以有意識而緩慢的方式，交替進行屈曲與伸張動作。

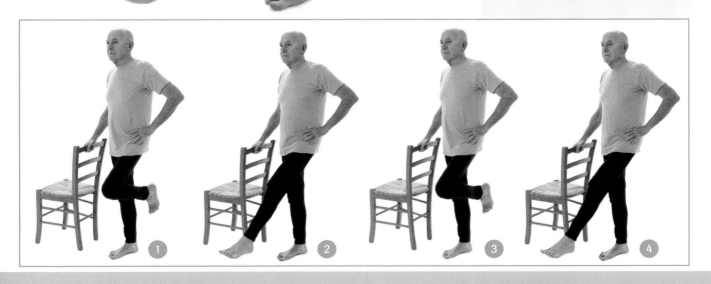

膝蓋動態伸展運動 ── 屈曲與伸張（2）▶▶▶▶▶▶

膝蓋動態伸展運動 ── 屈曲與伸張（2）

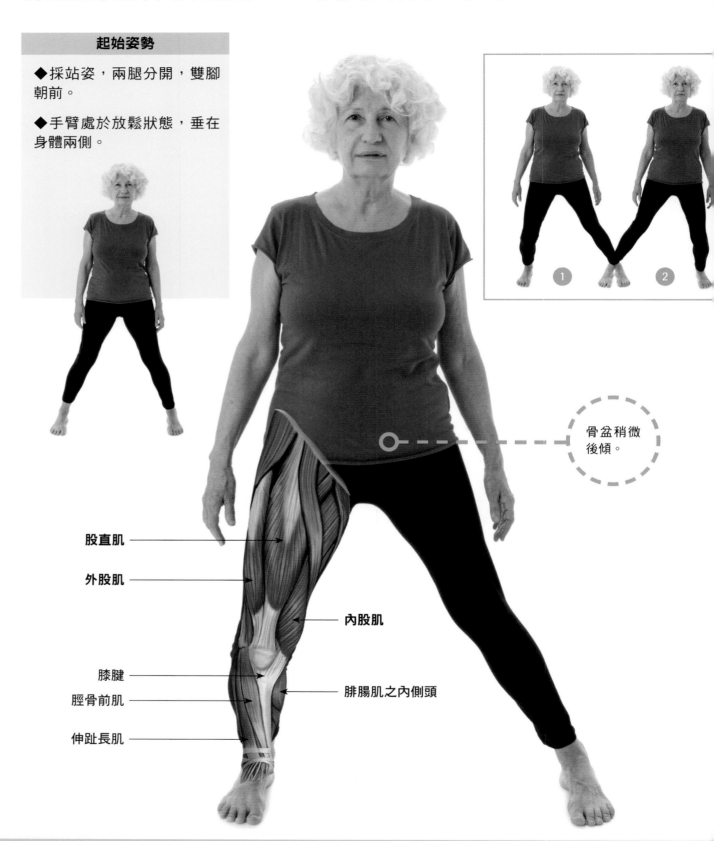

骨盆稍微後傾。

股直肌

外股肌

內股肌

膝腱

脛骨前肌

伸趾長肌

腓腸肌之內側頭

連續動作

③　④

◆在整個運動過程中，軀幹維持置中，不傾向或移往任何一側。

技巧

◆彎曲右腿，同時左腿保持伸展。

◆保持姿勢幾秒鐘，接下來，伸展右腿且彎曲左腿，短暫維持伸展動作。

◆重複整個過程10～20次。

髖部擺正。

內收短肌

內收長肌

股薄肌

內收大肌

脛骨前肌

腓腸肌之內側頭

伸趾長肌

雙腳保持朝前。

效益

◆強化和緊實膝蓋，以及腿部肌肉。

注意事項

◆以緩慢漸進的方式，交替進行屈曲與伸張動作。

足踝動態伸展運動 —— 背屈與蹠屈

起始姿勢

◆採取起始姿勢2。

技巧

◆抬起伸展的右腿,腳向上彎曲,進行足踝的背屈動作。維持姿勢幾秒鐘。

◆接下來,腳向下彎曲,形成足踝蹠屈。短暫持續伸展動作。

◆重複整套連續動作10～20次。

◆左腳也進行相同步驟。

效益

◆強化足踝,輔助扭傷和骨折復原。

◆緩解足部不適。

◆緊實腿部肌群。

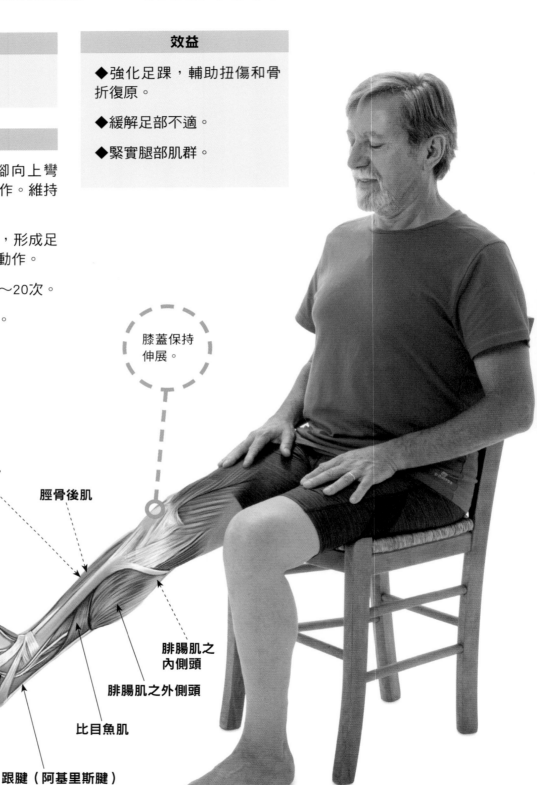

膝蓋保持伸展。

腳趾朝向膝蓋。

伸趾長肌

脛骨後肌

屈趾短肌

腓腸肌之內側頭

腓腸肌之外側頭

比目魚肌

屈拇長肌

跟腱(阿基里斯腱)

連續動作	注意事項

◆屈曲動作都做到伸展動作
的最大程度。

◆如果發現抬起的腿部有不
適情形，最好讓腿部保持靠
近地面。

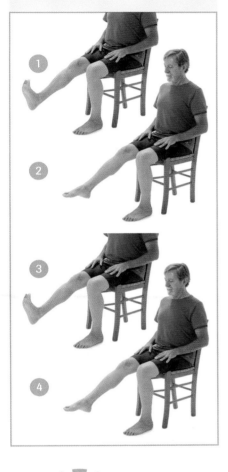

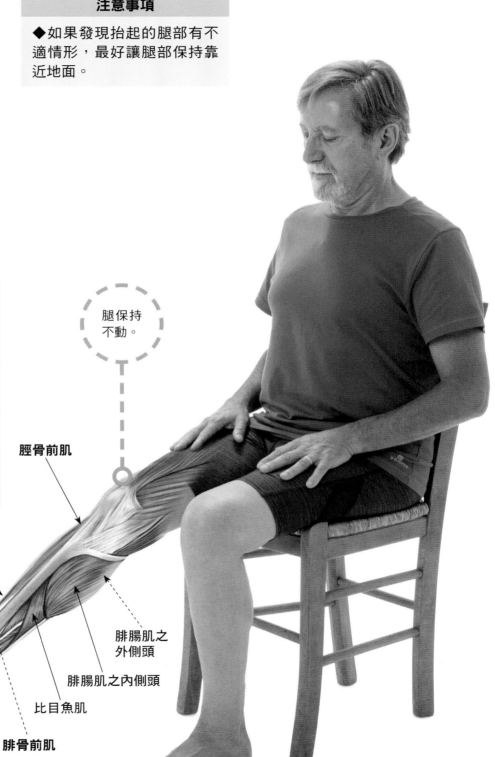

腿保持
不動。

脛骨前肌

伸趾長肌

腓腸肌之
外側頭

腓腸肌之內側頭

比目魚肌

腳趾朝向
地面。

伸拇長肌

跟腱

腓骨前肌

足踝動態伸展運動 —— 內收與外展

起始姿勢

◆採取起始姿勢2。

技巧

◆將雙腿抬離地面幾公分。足尖向內移，進行足踝的內收動作，保持姿勢幾秒鐘。

◆接下來，足尖向外移，進行足踝的外展動作，短暫持續伸展動作。

◆重複全部連續動作10～20次。

效益

◆使足踝放鬆，輔助扭傷和骨折復原。

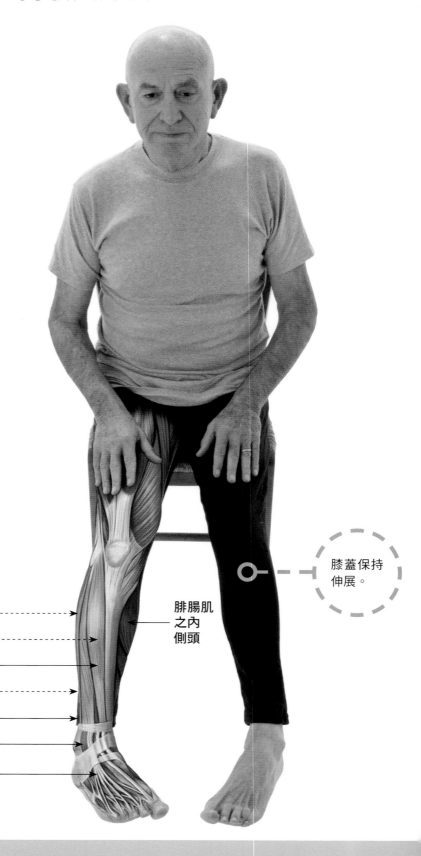

膝蓋保持伸展。

腓腸肌之外側頭

脛骨後肌

脛骨前肌

腓骨長肌

腓骨短肌

腓骨第三肌

伸趾長肌

腓腸肌之內側頭

連續動作

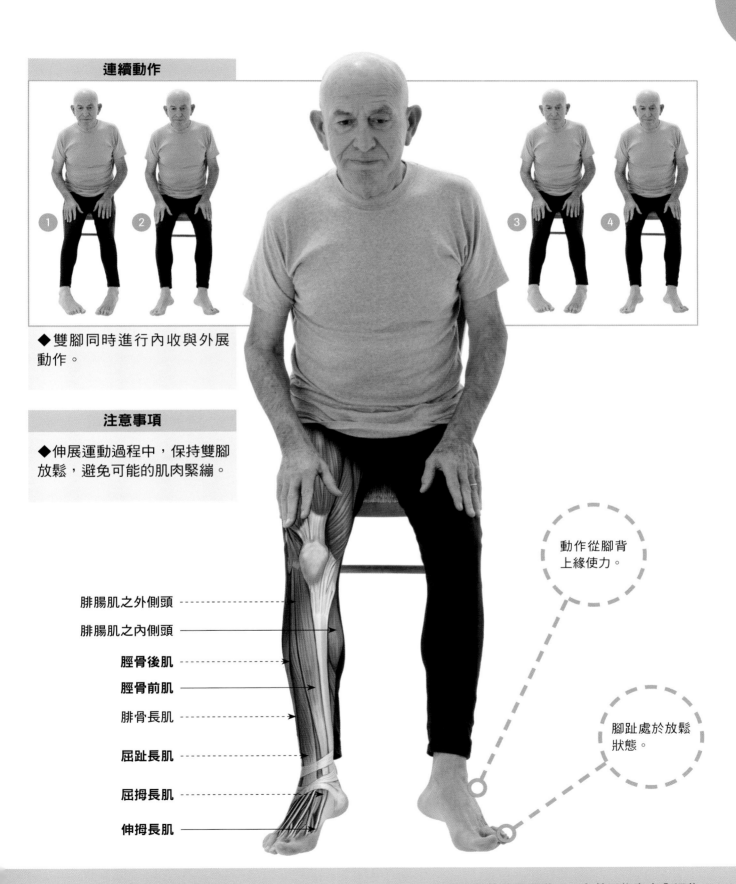

◆雙腳同時進行內收與外展
動作。

注意事項

◆伸展運動過程中，保持雙腳
放鬆，避免可能的肌肉緊繃。

腓腸肌之外側頭

腓腸肌之內側頭

脛骨後肌

脛骨前肌

腓骨長肌

屈趾長肌

屈拇長肌

伸拇長肌

動作從腳背
上緣使力。

腳趾處於放鬆
狀態。

足踝動態伸展運動 —— 向外迴旋

起始姿勢

◆採取起始姿勢2。

技巧

◆抬起伸展的右腿，足尖向下彎屈，進行蹠屈動作。慢慢朝上向外旋轉右腳，進行外展動作，直到處於背屈姿勢。然後，向內旋轉右腳，進行內收和蹠屈動作，直到回復起始姿勢。重複整套連續動作10～20次。

◆左腳也進行整個過程。

效益

◆強化足踝關節。

◆預防和緩解足部可能的損傷。

連續動作

◆動作緩慢、有規律且連續地進行，結合蹠屈、外展、背屈和內收。

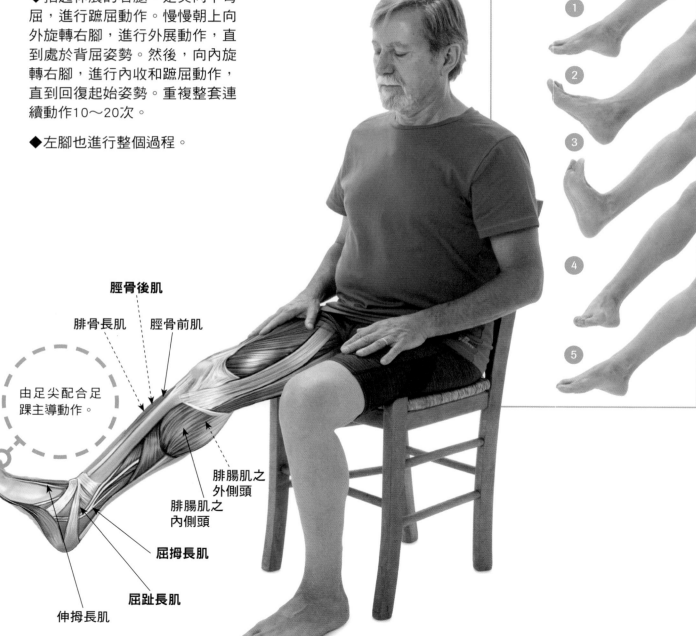

脛骨後肌

腓骨長肌　脛骨前肌

由足尖配合足踝主導動作。

腓腸肌之外側頭

腓腸肌之內側頭

屈拇長肌

屈趾長肌

伸拇長肌

足踝動態伸展運動 ── 向內迴旋

起始姿勢

◆採取起始姿勢2。

技巧

◆抬起伸展的右腿，足尖向下彎屈，進行蹠屈動作。慢慢朝上向內旋轉右腳，進行內收動作，直到處於背屈姿勢。然後，向外旋轉右腳，進行外展和蹠屈動作，直到回復起始姿勢。重複整套連續動作10～20次。

◆換腳進行整個過程。

注意事項

◆足踝疼痛者請進行有限度的旋轉，避免動作伸展到最大程度。

連續動作

◆此一運動輪流進行蹠屈、內收、背屈和外展。

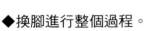

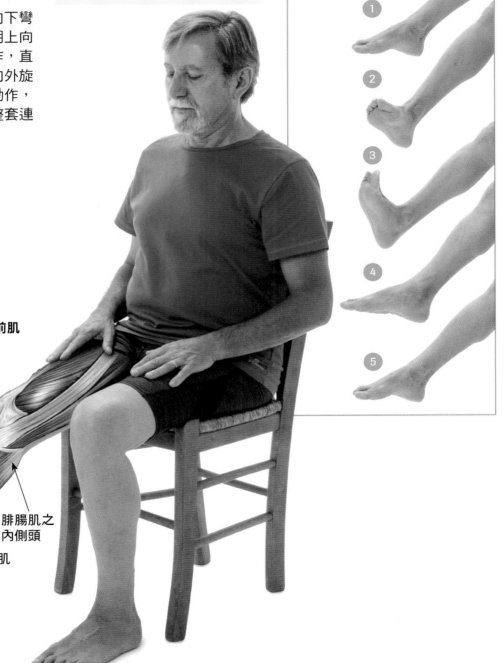

脛骨前肌

腓骨長肌

腓骨短肌

腓骨第三肌

腓腸肌之內側頭

脛骨後肌

伸趾長肌

伸拇長肌

腳趾動態伸展運動 ─ 伸張與屈曲

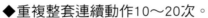

起始姿勢

◆採取起始姿勢2。

技巧

◆足跟倚在地面，抬起腳掌，腳趾朝腳背向上伸張。短暫持續伸展動作。

◆接下來，向地面彎曲腳趾。保持此一姿勢幾秒鐘。

◆重複整套連續動作10～20次。

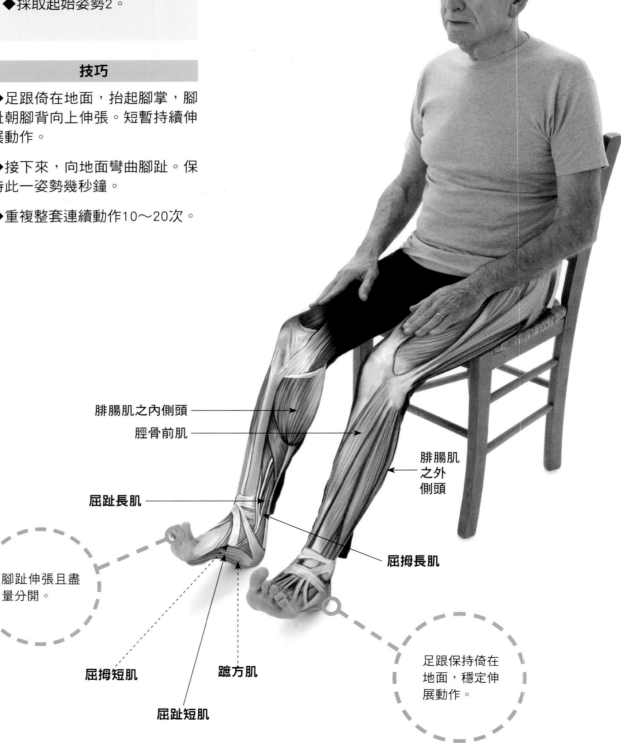

腓腸肌之內側頭

脛骨前肌

屈趾長肌

腳趾伸張且盡量分開。

屈拇短肌

蹠方肌

屈趾短肌

腓腸肌之外側頭

屈拇長肌

足跟保持倚在地面，穩定伸展動作。

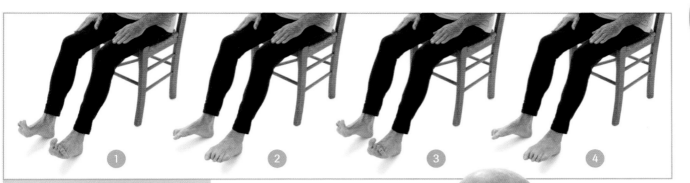

連續動作

◆伸張動作時腳趾分開，屈曲動作時腳趾併攏。

注意事項

◆如果足踝感到不適，請將部分腳掌倚在地面，進行較溫和的伸展動作。

效益

◆改善雙腳的支撐。

◆增進柔軟度，使腳趾放鬆。

◆強化足部、足踝和腿肚肌群。

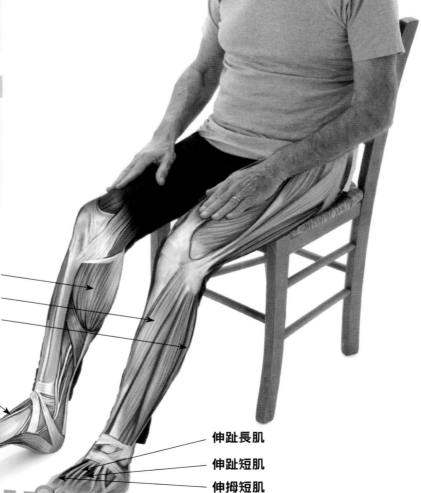

腓腸肌之內側頭

脛骨前肌

腓腸肌之外側頭

伸拇長肌

腳趾彎曲內縮。

由腳趾主導動作。

伸趾長肌

伸趾短肌

伸拇短肌

膝蓋靜態伸展運動 —— 屈曲與伸張

起始姿勢

關於屈曲與伸張：

◆站在側放的椅子前方，左腿面對椅背，左手靠在椅背上。抬起右腳，放在椅座上，右腿膝蓋彎曲，使大腿和小腿形成90度角。雙腳朝向前方。

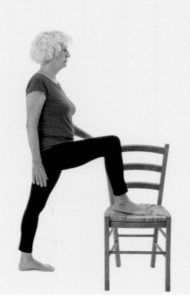

技巧

關於屈曲：

◆從起始姿勢開始，右腳慢慢進行背屈，同時右膝彎曲至最大程度。

◆維持伸展動作10～15秒鐘，同時慢慢呼吸。

◆回復起始姿勢，再重複整個過程3次。

◆左腿也進行相同步驟。

軀幹保持直立，不彎也不斜。

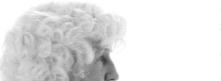

股直肌

內股肌

膝腱

股二頭肌

外股肌

張闊筋膜肌

臀大肌

雙腳保持朝前，穩固倚在地面和椅子上，足跟不抬起。

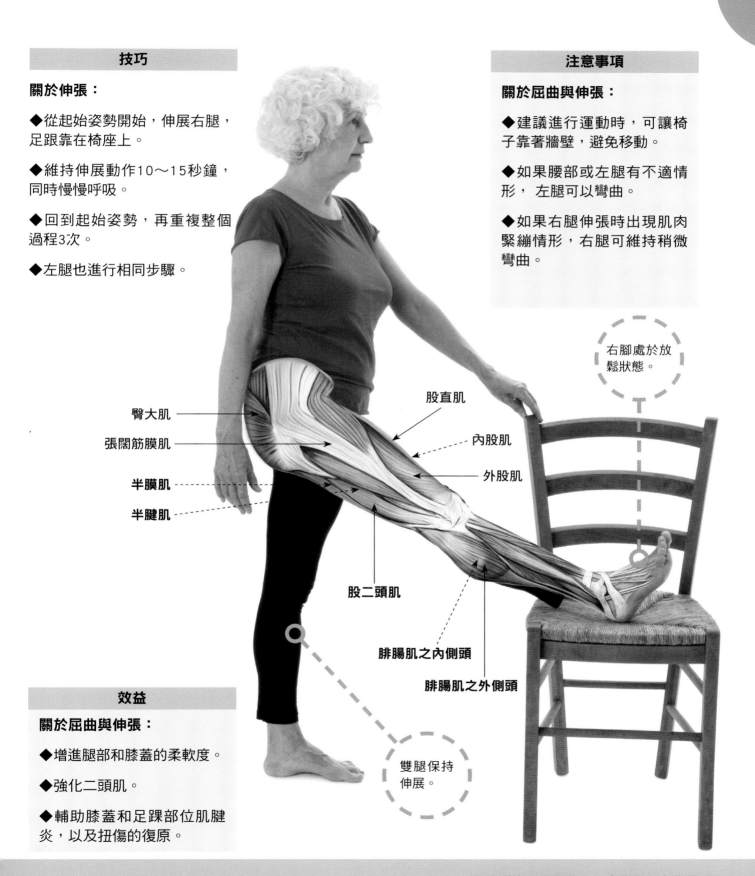

技巧

關於伸張：

◆從起始姿勢開始，伸展右腿，足跟靠在椅座上。

◆維持伸展動作10～15秒鐘，同時慢慢呼吸。

◆回到起始姿勢，再重複整個過程3次。

◆左腿也進行相同步驟。

注意事項

關於屈曲與伸張：

◆建議進行運動時，可讓椅子靠著牆壁，避免移動。

◆如果腰部或左腿有不適情形，左腿可以彎曲。

◆如果右腿伸張時出現肌肉緊繃情形，右腿可維持稍微彎曲。

右腳處於放鬆狀態。

臀大肌

張闊筋膜肌

半膜肌

半腱肌

股直肌

內股肌

外股肌

股二頭肌

腓腸肌之內側頭

腓腸肌之外側頭

雙腿保持伸展。

效益

關於屈曲與伸張：

◆增進腿部和膝蓋的柔軟度。

◆強化二頭肌。

◆輔助膝蓋和足踝部位肌腱炎，以及扭傷的復原。

足踝靜態伸展運動 — 小背屈與大背屈

起始姿勢

關於小背屈與大背屈：

◆面對牆壁站立，雙腳分開與髖部對齊。右腿前置，兩腳之間距離15～20公分。雙手靠在牆壁上，高度與肩膀同高，分開與肩膀等寬。

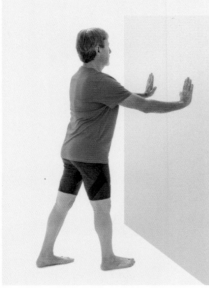

技巧

關於小背屈：

◆雙腳進行背屈動作時，右膝彎曲，左腿處於伸展狀態。雙手壓在牆壁上，左腳下壓地面。持續伸展動作10～15秒鐘。

◆回復起始姿勢，再重複整個過程3次。

◆左腿前置，進行相同步驟。

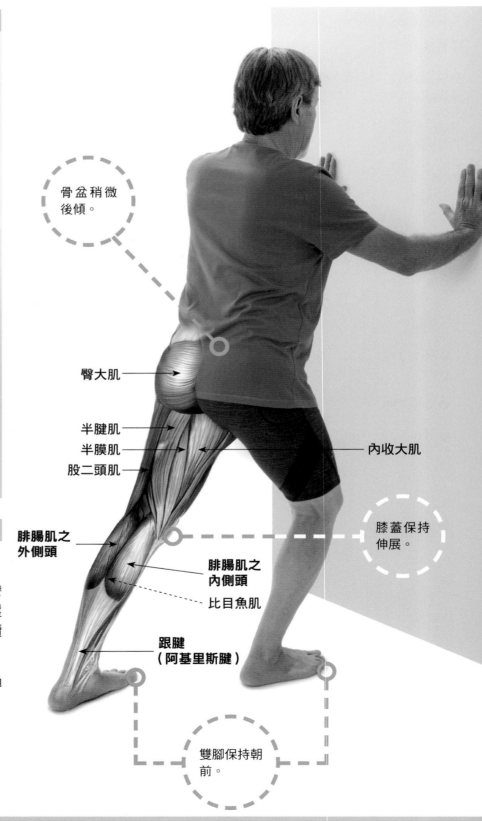

骨盆稍微後傾。

臀大肌

半腱肌

半膜肌

股二頭肌

內收大肌

腓腸肌之外側頭

腓腸肌之內側頭

比目魚肌

膝蓋保持伸展。

跟腱（阿基里斯腱）

雙腳保持朝前。

技巧

關於大背屈：

◆雙腳進行背屈動作時，兩腿膝蓋彎曲。雙手壓在牆壁上，左腳下壓地面。持續伸展動作10～15秒鐘。

◆回復起始姿勢，再重複整個過程3次。

◆左腿前置，進行相同步驟。

效益

關於小背屈與大背屈：

◆增進足踝的柔軟度。

◆強化足部肌群，改善行走動作。

◆堅實腿肚。

◆減少跟腱不適與病症。

注意事項

關於小背屈與大背屈：

◆如果發現進行伸展運動時，左腿肌肉過度緊繃，則左腳下壓地面僅用最小力量即可。

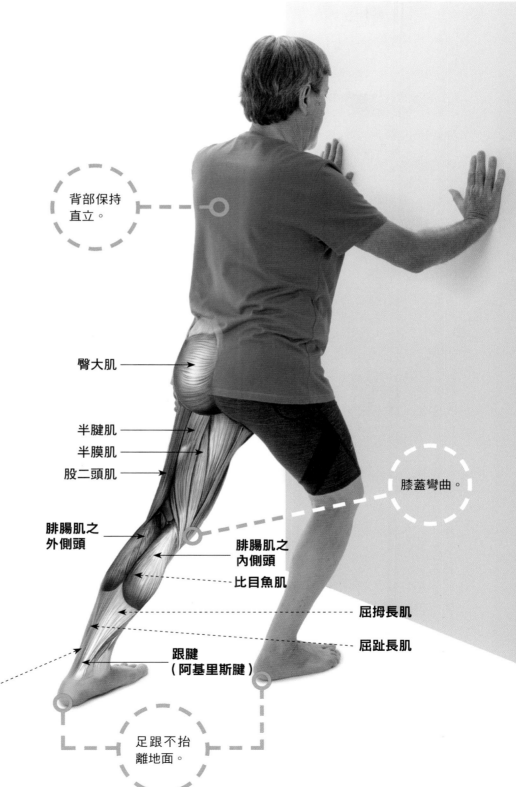

背部保持直立。

臀大肌

半腱肌
半膜肌
股二頭肌

腓腸肌之外側頭

腓腸肌之內側頭

比目魚肌

膝蓋彎曲。

屈拇長肌

屈趾長肌

跟腱（阿基里斯腱）

脛骨後肌

足跟不抬離地面。

126

腳趾靜態伸展運動 — 伸張

起始姿勢

◆採取起始姿勢1。

技巧

◆雙手扠腰。

◆右腿膝蓋彎曲。右腳足跟和腳掌抬離地面，只剩腳趾支撐，進行腳趾的伸張動作。腳趾下壓地面，維持伸展動作10～15秒鐘。

◆回復起始姿勢，再重複整個過程3次。

◆左腳也進行相同步驟。

效益

◆強化腳趾和足踝。

◆改善爪形足和拇趾外翻。

◆減少足部痙攣。

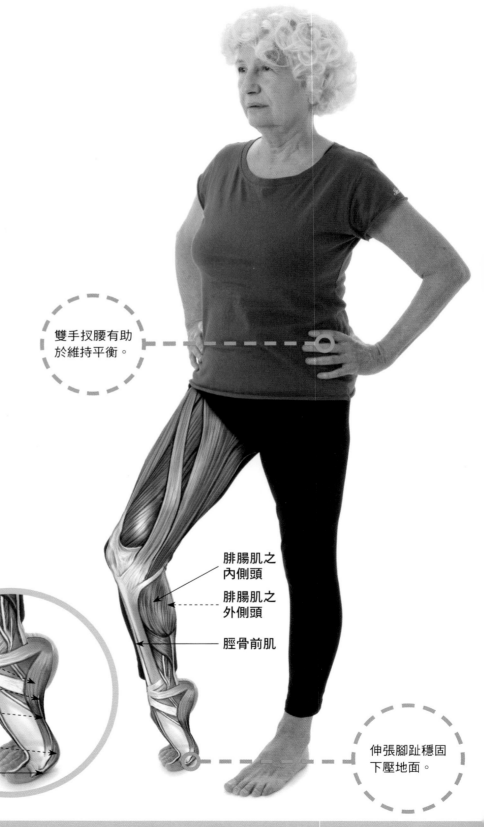

雙手扠腰有助於維持平衡。

腓腸肌之內側頭

腓腸肌之外側頭

脛骨前肌

屈趾長肌

蹠方肌

屈拇長肌

屈拇短肌

屈趾短肌

伸張腳趾穩固下壓地面。

腳趾靜態伸展運動 ── 屈曲

起始姿勢

◆採取起始姿勢1。

技巧

◆雙手扠腰。

◆右腿膝蓋彎曲。右腳足跟和腳掌抬離地面，只剩腳趾支撐，進行腳趾的屈曲動作。腳趾溫和下壓地面，維持伸展動作5～10秒鐘。

◆回復起始姿勢，再重複整個過程3次。

◆左腳也進行相同步驟。

效益

◆使腳趾放鬆。

◆緩解腳掌肌肉緊繃。

◆強化腳背。

注意事項

關於伸張與屈曲：

◆由於趾關節細小脆弱，進行伸展運動時，力道請謹慎適度。

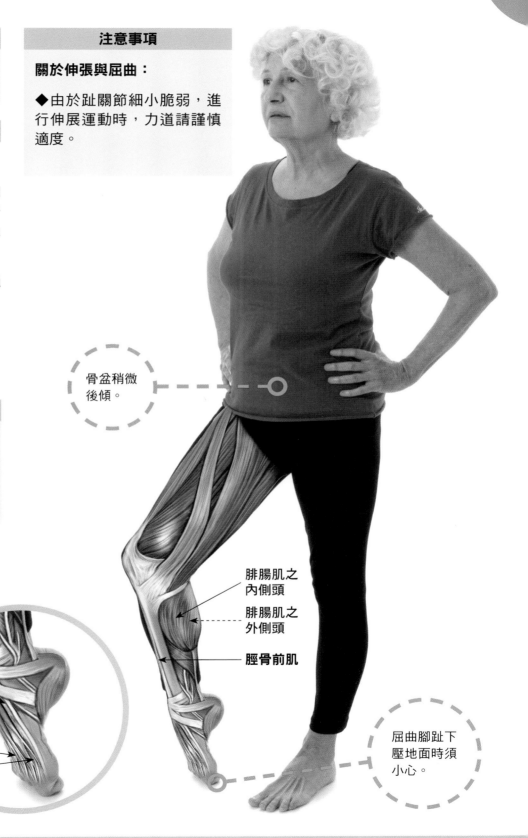

骨盆稍微後傾。

腓腸肌之內側頭

腓腸肌之外側頭

脛骨前肌

伸拇長肌

伸趾長肌

伸趾短肌

伸拇短肌

屈曲腳趾下壓地面時須小心。

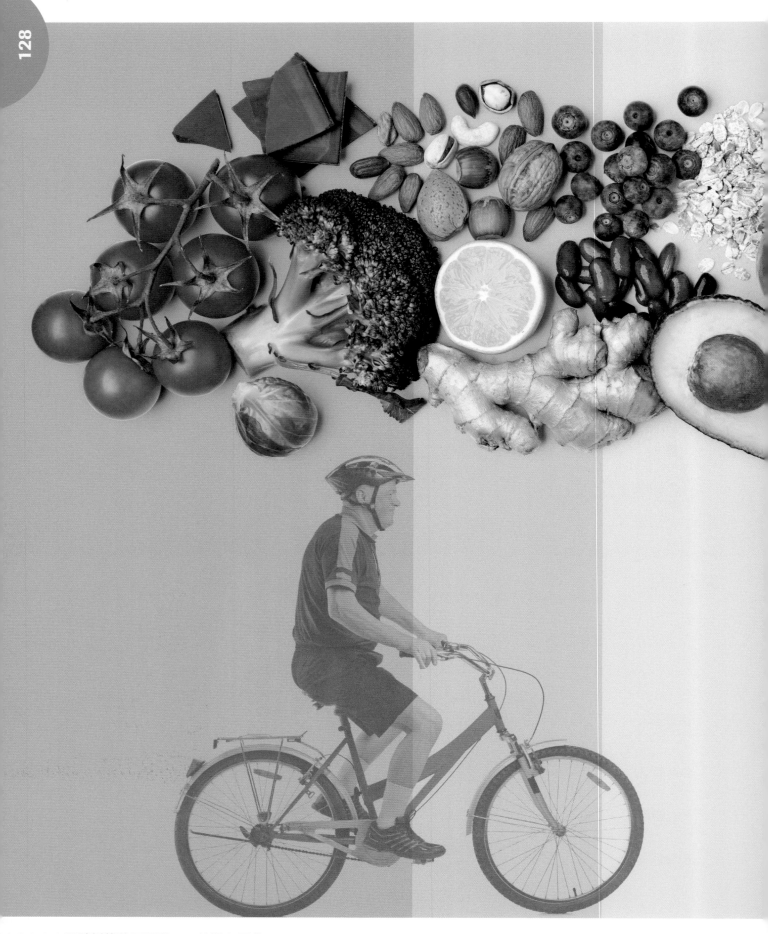

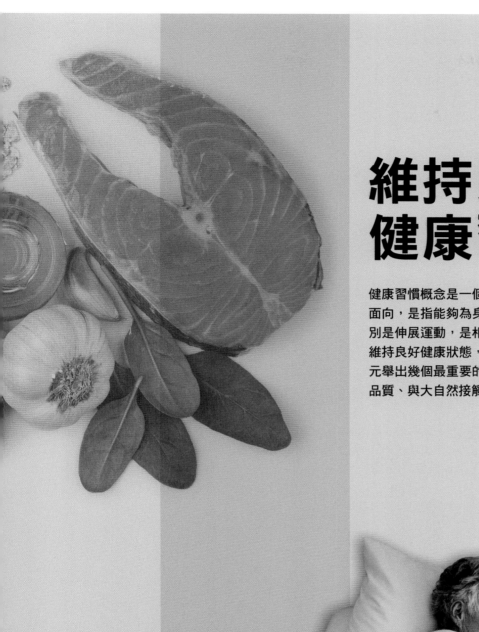

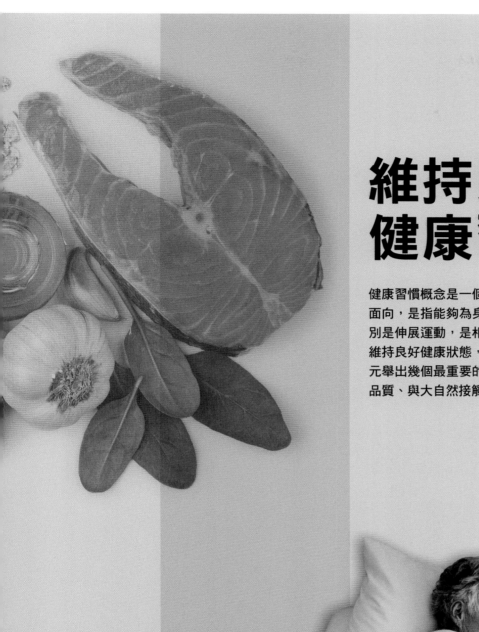

維持良好健康習慣

健康習慣概念是一個廣義用語，涵蓋了人類生活的各種不同面向，是指能夠為身心帶來健康的生活型態。身體運動，特別是伸展運動，是相關有益實務中最重要的一環。但是，想維持良好健康狀態，必須考量很多其他的基本面向。這個單元舉出幾個最重要的部分：飲食均衡、身心放鬆、重視睡眠品質、與大自然接觸、嗜好，以及人際關係等。

飲食均衡

健康飲食與身體運動一樣，可以延緩衰老的不良影響。人們攝取的食物是決定健康狀態的關鍵因素。

飲食均衡才能帶來助益是很重要的觀念。因此，建議大家食用各式各樣的食物，不要侷限於少數種類。

雖然同樣的飲食基本原則適用於所有人，但因每個年齡層的營養需求不盡相同，所以必須檢視自己的需求。

此外，隨著時間，我們的飲食也有所變化。飲食的種類愈來愈豐富、多元，當中有些是消費者因為敏感而排除動物類飲食，進而出現了蛋奶素飲食、純素飲食、不吃肉但吃魚的飲食，以及

食物類別和營養素	
◆蔬菜、水果、香草和香料	主要提供維生素、礦物質和膳食纖維
◆豆類、乾果、種子和油	提供蛋白質、脂質和膳食纖維
◆穀類和植物奶	提供碳水化合物和膳食纖維
◆動物性乳製品	提供蛋白質和鈣
◆肉、魚和蛋	提供蛋白質

僅食用白肉等飲食類型。

對麩質敏感的人也逐漸增加，無麩質飲食成為愈來愈多人飲食的選擇。因此，今日的食物類別並沒有明確的定義。而一般標準仍將食物分成5類，雖然不食用第5類食物（肉、魚和蛋）的人增加了，但仍然將其他類別的食物做良好的搭配組合，以保持均衡的飲食。

均衡飲食是由各種主要類別的多樣食物所組成。

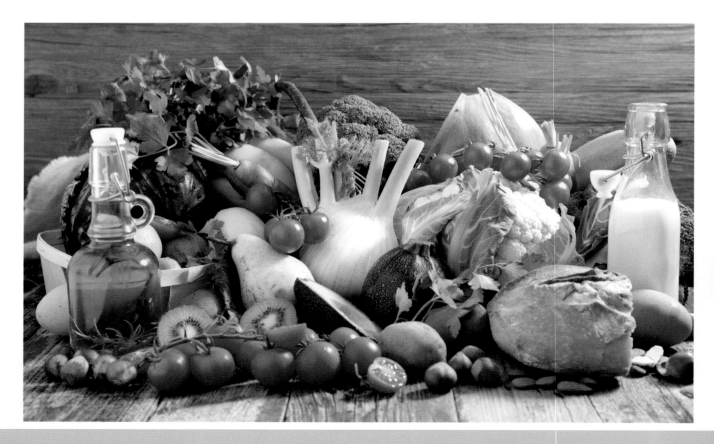

●老年期的營養需求

隨著年齡增長，人體機能發生變化，需要調整飲食，才能維持提供必要營養的均衡飲食。

年長者消耗的能量減少，因此需要飲食減量。另一方面，由於消化功能開始變慢，胃分泌減少，消化遲緩，腸道吸收減少，導致基本營養素流失，因此需要開始增加一些能夠補充營養缺乏的飲食。以炙燒、烘烤或蒸煮方式烹調食物時，尤其是綠色蔬菜，無需過度烹飪，這樣對於保留大部分的營養素助益甚大。

另一個幫助消化、消除毒素且補充人體水分的絕佳建議，就是一整天攝取大量的水，最好在用餐時間之外，多次少量飲用。此外，飲用花草茶和湯品，也是確保攝入所需水分的良好方法。

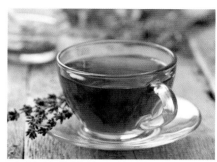

由於花草茶使用熱水且含有植物藥性，飲用花草茶有助於淨化人體和消解毒素。

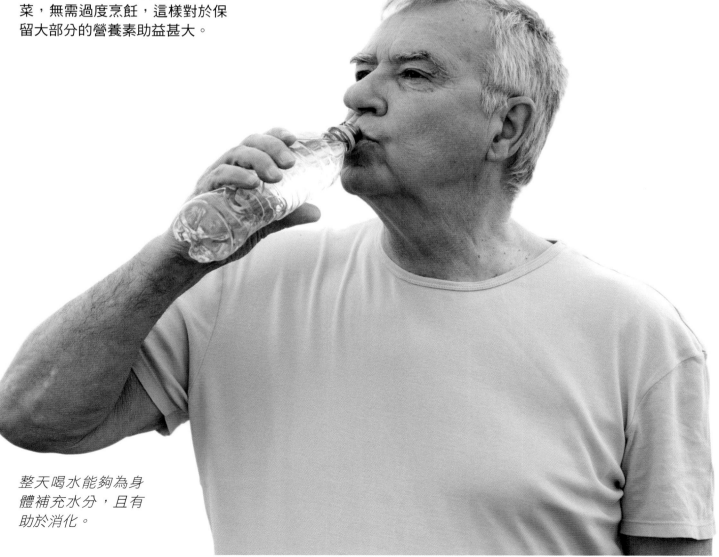

整天喝水能夠為身體補充水分，且有助於消化。

飲食基本建議

◆增加水果、蔬菜和豆類的攝取量。一方面，這樣能夠獲得人體需要的礦物質和維生素；另一方面，也能取得改善腸道能動性的膳食纖維。

◆增加鈣質的食用量。這項礦物質不僅存在於牛奶中，也存在於綠葉蔬菜中。至於乳製品，為了避免攝入過多脂肪，最好選用脫脂或半脂產品。

◆食用動物類產品的人，建議均衡動物性蛋白質與植物性蛋白質的攝取。

◆減少飽和脂肪的攝取，如紅肉、香腸和奶油。

◆增加不飽和脂肪的食用量，如橄欖油和魚是良好選擇。

◆盡量減少和限制糖的食用量，因為它會妨害鈣質吸收和增加體內毒素。

◆調整鹽的食用量，烹飪和調味可用香草代替鹽。

◆盡可能避免飲用咖啡和酒類。

◆減少食用包裝和食用預煮食品（預先烹調好）。

◆建議盡可能食用生機產品，避免吸收到殺蟲劑、抗生素等。

以炙燒、烘烤或蒸煮方式烹調蔬菜類食物時，盡量保留大部分的營養素。

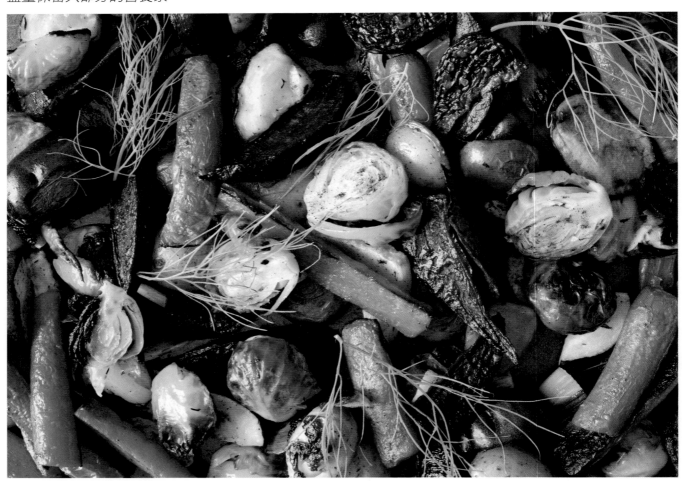

用餐建議

◆確保每日三餐或四餐，別跳過任何一餐，最好能有固定的用餐時間表。

◆避免在兩餐之間吃東西。

◆攝取適量飲食。

◆選用易於準備的便餐，可採蒸煮、烘烤或炙燒方式烹調。

◆晚餐力求清淡，確保夜間獲得良好的休息。

◆用餐時保持輕鬆的氣氛，盡可能與人共餐。

◆細嚼慢嚥，切勿吃太快。

◆盡可能在餐後稍微散步，或進行適度的身體活動，以助消化。

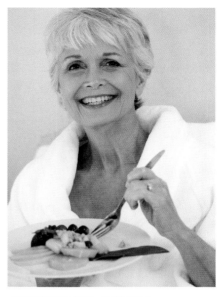

建議在輕鬆愉快的環境下用餐。

細嚼慢嚥有助食物消化。

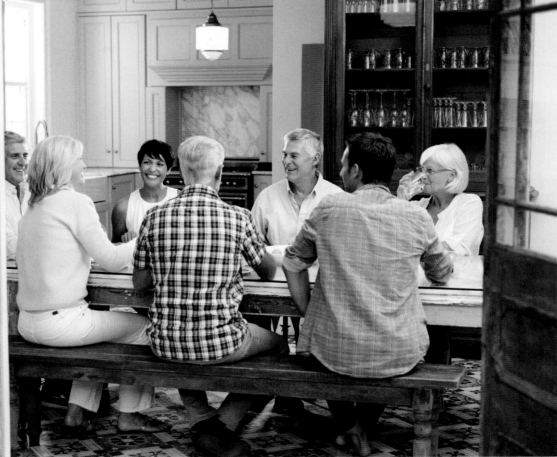

身心放鬆

放鬆對於健康是必要的。如果沒有休息和放鬆的時刻，人體和心靈最後會生病。避免累積緊張的方法有很多，例如修復性睡眠、散步、沐浴、按摩、輕鬆交際、與大自然接觸、聆聽輕柔音樂，以及每個人會感到放鬆的各種特殊形式。本書中示範的溫和伸展運動，也有助於釋放身體緊張感，使心靈更平靜。

除了上面所說的，另外還有一些特定的放鬆方法。有意識地放鬆，能夠讓肌肉深度放鬆，使身體完全休息，使心靈處於平靜狀態。

這裡提供一種非常簡單有效的放鬆方法：

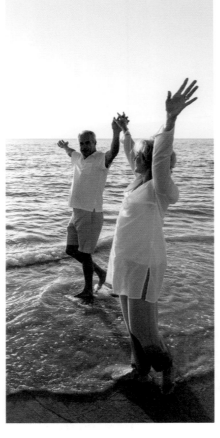

準備工作

◆找到一個安靜、平和的空間。

◆坐在椅子上，或在地板的毯子、瑜伽墊或睡墊上伸展，又或在床上伸展。

◆播放一些柔和悅耳的音樂，會很有幫助。

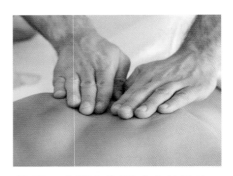

按摩、赤腳在海邊或森林散步，都是有益健康的放鬆方式。

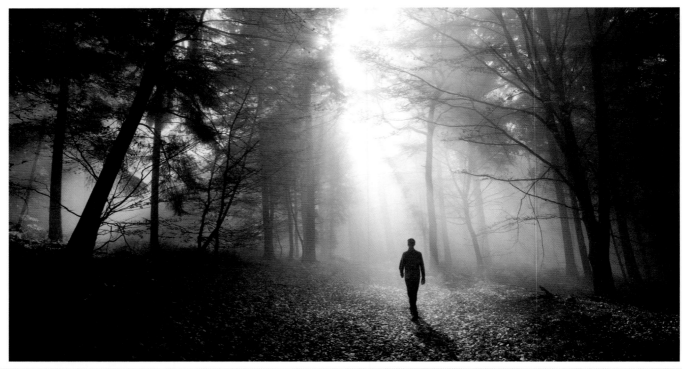

起始姿勢

1.在椅子上

◆坐在椅子上，背部直立靠在椅背上，骨盆稍微後傾，藉由坐骨支撐軀幹。

◆頭部直立，與軀幹對齊，下巴稍微內縮。

◆雙腳朝前，相互平行且稍微分開。如果腳不及地，建議在腳的下方放置小板凳、堅實坐墊或其他支撐物。

◆雙手放在大腿上。

◆口微開，下頜放鬆。

起始姿勢

2. 仰躺在地面或床上

◆仰臥躺在地板的毯子、瑜伽墊或睡墊上，伸展身體。如果下床有困難，也可以躺在床上。

◆手臂與軀幹分開，手掌輕輕轉為朝上。

◆稍微張開雙腿，分置兩側。

◆重要的是，頸部和腰部在地面上必須得到良好支撐。因此，請將毯子、坐墊或其他支撐物放在頭部和膝蓋下方。

◆口微開，下頜放鬆。

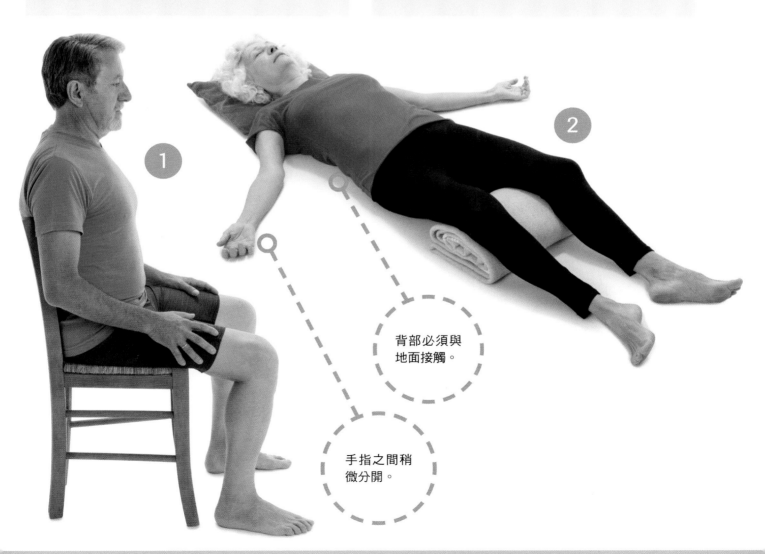

背部必須與地面接觸。

手指之間稍微分開。

起始姿勢

3. 躺在地面，輔以椅子支撐

膝蓋下方的支撐不足，使背部無法充分休息時，可以用椅子當作支撐：

◆仰臥躺在地板的毯子、瑜伽墊或睡墊上，伸展身體。

◆雙腿彎曲略開，置於不會過高的椅子或小板凳上。

◆手臂與軀幹稍微分開，手掌轉為朝上。

◆將坐墊或折疊的毯子放在頭部下方。

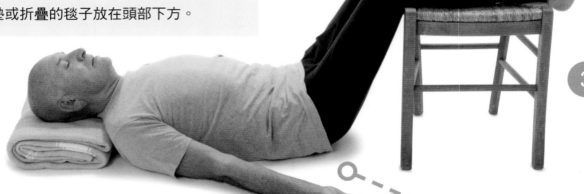

3

這個姿勢確保背部與地面接觸。

起始姿勢

4. 側躺在地面或床上

如果無法採仰躺伸展姿勢或感到不適，可以改採側臥放鬆自己：

◆側臥躺在地板的毯子、瑜伽墊或睡墊上，或者側臥躺在床上，伸展身體，兩腿彎曲。

◆將坐墊或折疊的毯子放在頭部下方。

◆將坐墊、毯子或其他支撐物放在膝蓋之間。

4

技巧

◆閉上眼睛。

◆觀察呼吸：空氣從鼻孔吸入和呼出，以及腹部有韻律的動作。

◆清楚意識到當下自己和身體所處的時空。

◆慢慢用心靈察覺身體的不同部位，一一感受它們，協助它們放鬆：

首先專注在右腳，感受它，使它放鬆。同樣對右腳足踝、腿肚、膝蓋和大腿這樣做。

左腿和左腳重複相同過程。

將注意力轉移到右手，協助手指稍微分開，讓手放鬆。繼續放鬆右手手腕、前臂、手肘、手臂和右肩。

左手和左臂重複相同過程。

將意識轉移到軀幹，同時放鬆骨盆底肌肉。

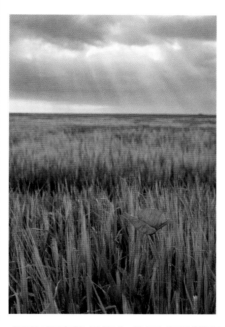

閉著眼睛觀想綠色草原或平靜湖面，有助心靈放鬆。

繼續放鬆臀部、髖部、腰部、腹部和胸部。

接下來是背部：將意識帶到後腰，使之放鬆。後胸和後頸進行相同程序。

最後，放鬆頭部和臉部：額頭、眉心、眼瞼、鼻子、顴骨、臉頰和下巴。口微開，放鬆下頜。

◆感覺全身完全放鬆。

◆保持靜默幾分鐘，同時觀察自己緩慢的呼吸。

◆最後觀想平靜湖水、日落或任何使人放鬆的影像。

◆結束時，切勿突然起身。建議慢慢移動手、腳和頭部，最後睜開眼睛。

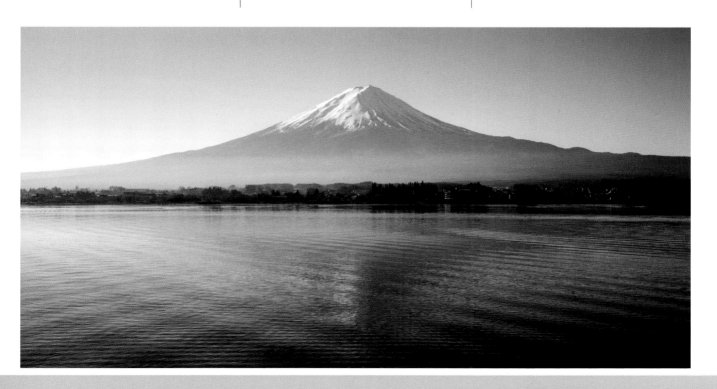

重視睡眠品質

睡眠是一項基本需求，對於健康至關重要。人類需要休息和睡眠，才能恢復精力和身體健康。睡眠的需求因人而異，雖然一般而言，每天8小時的睡眠能夠確保充分的休息，但有的人一天睡6小時就足夠，也有人需要睡到10小時。另一方面，每個年齡層有自己的標準。隨著年齡增長，人們的睡眠習慣也會改變，睡眠需求將減少，而且更常醒來，變成間歇性睡眠。

睡眠有多個不同階段。一開始，睡眠非常輕淺，然後愈來愈深沉，腦波逐漸減慢，直到進入修復性深度睡眠的階段，此時較難喚醒。之後有一個階段，大腦再度處於活躍狀態；這是眼球快速動眼期（REM），大部分的夢都是在這個階段出現，所以眼球移動較為頻繁。這個階段有釋放緊張和焦慮的作用，同時，無意識會以夢像的形式，藉由夢發送可能有所助益的建議訊息。

年長者的深度睡眠和眼球快速動眼期睡眠較短暫，而這些正是精神層面的休息必需的。若要促進修復性睡眠，可參考以下多項建議。

如何促進修復性睡眠

◆確保適當的環境：通風、隔絕噪音和光線。

◆使用軟硬適中的優質床墊，蓋上保暖卻不厚重的棉被。

◆找到舒適的姿勢。不建議俯臥睡姿，以免可能引起不適，尤其是在腰部和頸部；也不建議仰臥睡姿，除非在膝蓋下方放置支撐物。最理想的是側臥睡姿，可確保身體充分休息。

◆晚餐食用輕食，不要攝取咖啡因或刺激性飲料。

◆確保入睡前平靜愉快；可以閱讀有啟發性的書、聽輕鬆的音樂，或者做一些簡單的伸展運動，有助營造沉靜的空間。

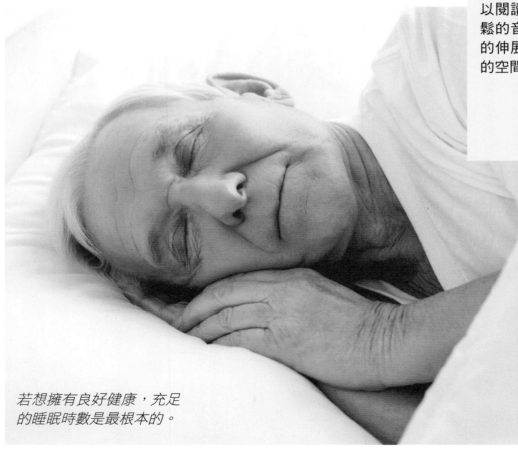

若想擁有良好健康，充足的睡眠時數是最根本的。

與大自然接觸

若要保持良好身心健康，享受戶外時光很重要，而且最好是在無汙染、能與大自然接觸的地方。對於居住在城市中的人來說，這一點非常建議。

大自然提供獲得能量的多樣元素，能夠刺激免疫系統，增強防禦能力，以及釋放腦內啡（幸福荷爾蒙）。

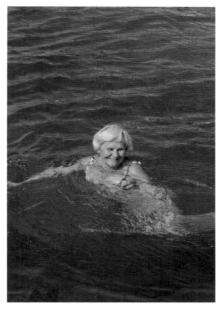

海水浴有許多效益，具淨化和鎮靜作用。

與樹木接觸有益身心健康，使人放鬆，緩解緊張且帶來能量。

在大自然展開的有益活動

◆在沙地、草叢或土地上赤腳散步。

◆日光浴。

◆海水浴、河水浴或湖水浴。

◆與樹木相接觸、在樹蔭下休息、在樹林中散步。

◆觀賞星空、地平線、日出和日落、各式各樣的風景。

◆臉龐感受著風。

◆聆聽不同的聲音。

◆細聞各式各樣的芳香。

◆在山間小徑健行。

◆安靜休息、讓自己處於平靜。

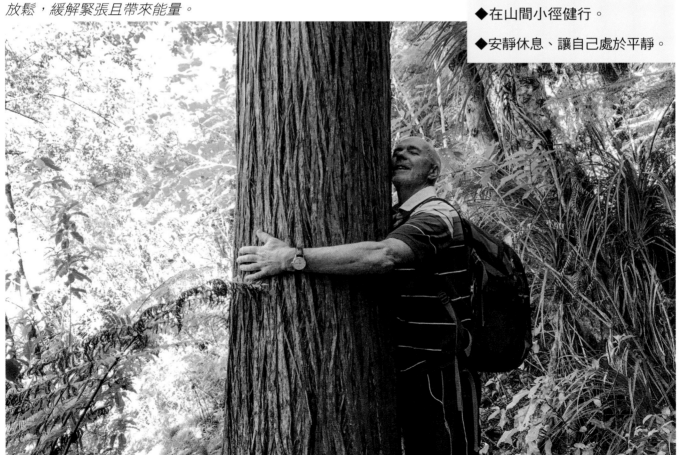

嗜好與人際關係

人們隨著年長，慢慢放下工作與家庭任務和責任，空閒時間愈來愈多。對此的因應方式有很多，端看原有的習慣與個人生活方式。比起單純消遣、打發時間的無聊活動，充滿樂趣的娛樂活動會使人更趨向樂觀、更愉快。娛樂活動有無數種，可以配合個人需求或喜好選擇，而且無論學習新嗜好或重拾曾經放下的嗜好，永遠都不晚。

其中，一些活動可以單獨進行，其他則需要參與團體，後者的好處是能夠促進與他人的交流，以及培養人際關係。

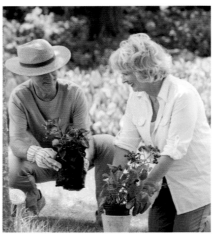

園藝能夠緩解緊張和壓力，同時改善身體狀態。

一些娛樂活動範例

◆藝術活動：繪畫、素描、雕塑、陶瓷、木工、印刷、縫紉、編織等手作，以及音樂、唱歌、跳舞、戲劇。

◆體操、瑜伽、氣功、太極拳、按摩。

◆閱讀、寫作。

◆電腦、攝影。

◆園藝、種菜、烹飪。

◆桌遊。

◆語言。

◆文化巡遊、講座、電影、郊遊、旅行。

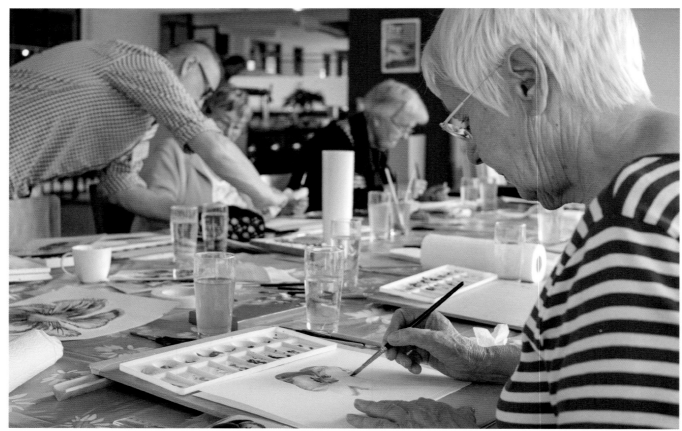

現在開始學習永遠不晚。

人是社會性個體，為增進健康，與他人溝通交流是不可或缺的。沒有他人，生活就無法充實。建立人際關係，避免走向孤立和孤獨，將有助預防悲傷、焦慮和沮喪。

年長者的人際關係能夠比以往更令人心滿意足。如果幸運保有老友情誼，通常這樣的友誼充滿默契和情感。若是失去的話，那麼現在正是結識新人，但又沒有過多期望或要求的時候，憑著成熟帶來的沉著平靜，與人交往可以更真誠、更充實。

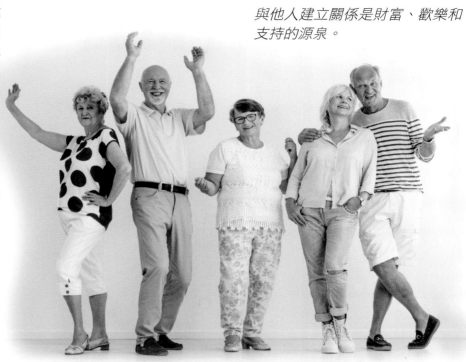

與他人建立關係是財富、歡樂和支持的源泉。

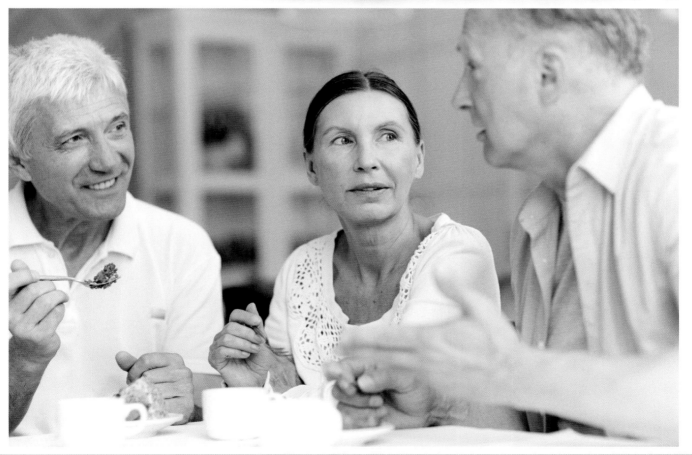

參考書目

Anderson, Robert A.
Estirándose
Integral Ediciones, Barcelona, 1997

Buer, Robert y Egeler, Robert
Gimnasia, juego y deporte para mayores
Paidotribo, Badalona, 2015, 2.ª reimpr.,
de la 1.ª ed.

Brooks, Charles V.W.
Consciencia sensorial
La Liebre de Marzo, Barcelona,1966

Caillet, René y Gross, Leonard
*Más joven y en forma: técnicas para
rejuvenecer*
Urano, Barcelona,1988

Calais-Germaine, Blandine
Anatomía para el movimiento (tomo I)
La Liebre de Marzo, Barcelona, 1999,
7.ª reimpr., de la 1.ª ed.

Calais-Germaine, Blandine y Lamotte,
Andrée
Anatomía para el movimiento (tomo II)
La Liebre de Marzo, Barcelona, 2000,
7.ª reimpr.

Demolière, Solange
Yoga para la tercera edad
Torema, Barcelona, 1982

Denys-Struyfm, Godelieve
El manual del mezierista (Tomo I)
Paidotribo, Badalona, 2008

Gavalas, Elaine
*El pequeño libro de Yoga para alcanzar
la longevidad*
Oniro, Barcelona, 2003

Indra Devi
Respirar bien para vivir mejor
Javier Vergara editor, Buenos Aires, 1995

Luque, Francisco
Estiramientos para todos
Gymnos Editorial Deportiva, Madrid,
2000

Nelson, Arnold G. y Kokkonen, Jouko
Anatomía de los estiramientos
Tutor, Madrid, 2008, 3.ª ed.

Pont Geis, Pilar
3.ª edad: actividad física y salud
Paidotribo, Badalona, 2014, 4.ª reimpr.,
de la 7.ª ed.

Schwind, Peter
Plenitud corporal con el Rolfing
Integral Ediciones, Barcelona, 1989

Seijas, Guillermo
*Anatomía & 100 estiramientos
esenciales*
Paidotribo, Badalona, 2015

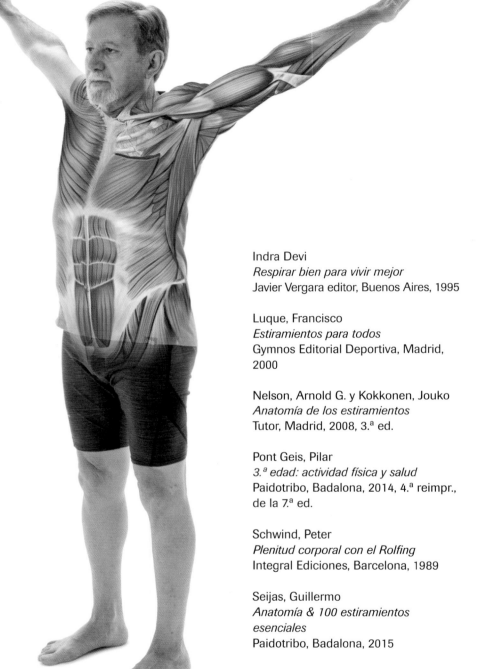

致謝

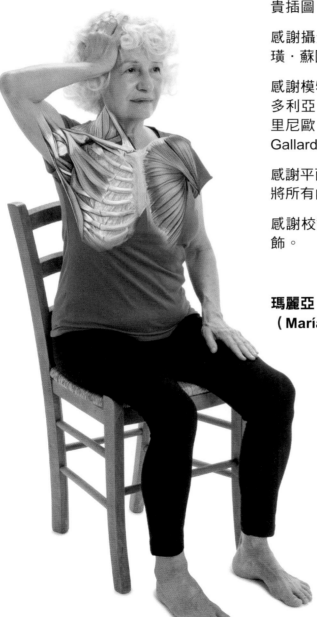

我想要感謝所有實現本書的人：

感謝編輯瑪麗亞·費爾南達·卡納勒（María Fernanda Canal）耐心協調與建議；

感謝物理治療師努麗亞·蔻拉勒·費雷爾（Núria Coral Ferrer）細密的解剖作業；

感謝繪圖師蜜莉安·費隆（Myriam Ferrón）的珍貴插圖；

感謝攝影師塞爾吉·歐里歐拉（Sergi Oriola）和璜·蘇圖（Joan Soto）的優質影像；

感謝模特兒安德魯·穆尼茲（Andreu Muñiz）、維多利亞·莫拉萊斯（Victoria Morales）、莉娜·馬里尼歐（Lina Mariño）和荷賽普·加亞多（Josep Gallardo）在攝影期間的參與；

感謝平面設計師托尼·英格雷斯（Toni Inglès）能夠將所有內容具體轉化為吸引人的作品；

感謝校對羅瑟·佩雷茲（Roser Pérez）的內容潤飾。

瑪麗亞·荷瑟·波爾塔勒·朵莉賽絲（María José Portal Torices）

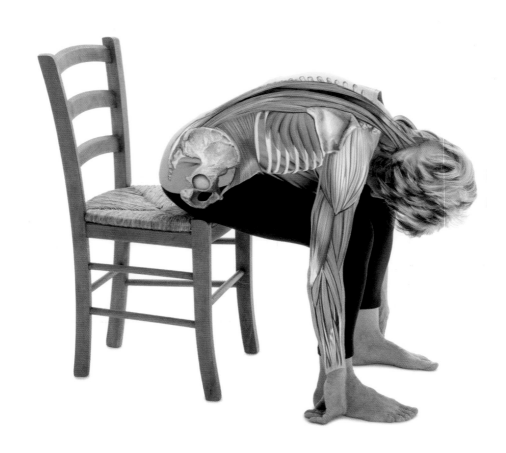